Schmiedel

Alarm im Darm

Der Autor

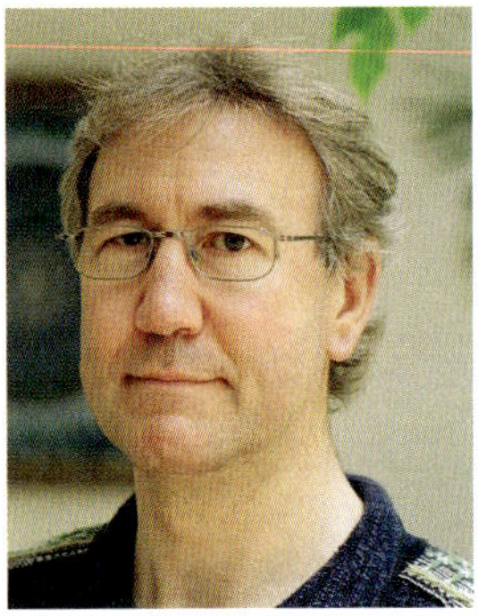

Dr. med. Volker Schmiedel ist seit 18 Jahren Chefarzt für Innere Medizin an der Habichtswaldklinik, Kassel. Er behandelt bevorzugt naturheilkundlich und bildet auch Ärzte in Naturheilverfahren fort. Seine Devise lautet: „So wenig Schulmedizin wie nötig, so viel Naturheilkunde wie möglich!“ Im TRIAS Verlag hat er bereits mehrere erfolgreiche Ratgeber zu den Themen Cholesterin, Diabetes, Verdauung und Burnout verfasst.

Dr. med. Volker Schmiedel

Alarm im Darm

Mythos Reizdarm und was Ihrer Verdauung wirklich hilft

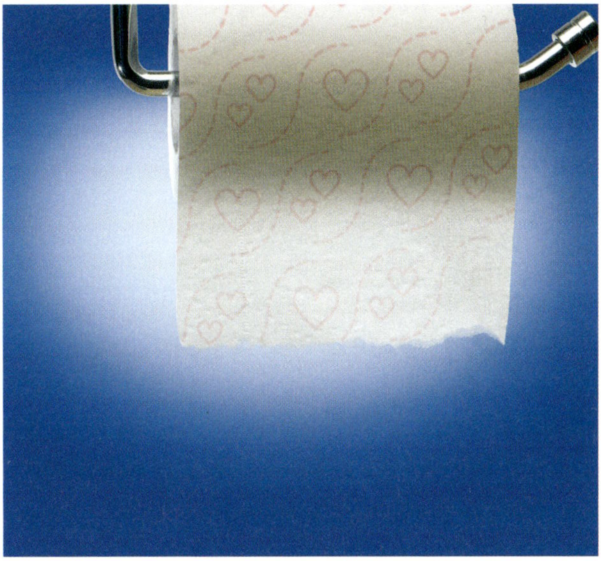

TRIAS

Inhalt

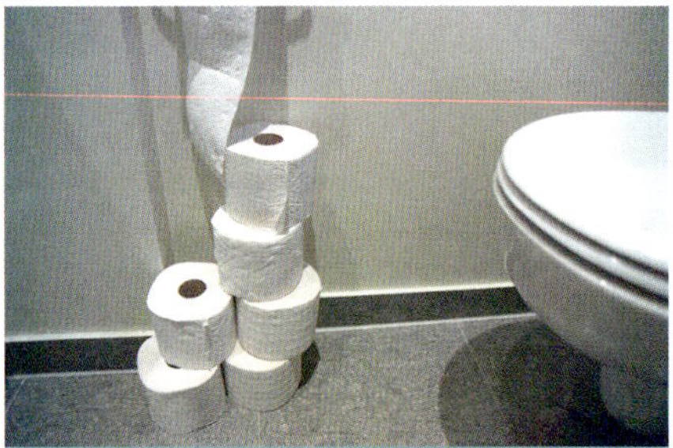

1 Ursachen

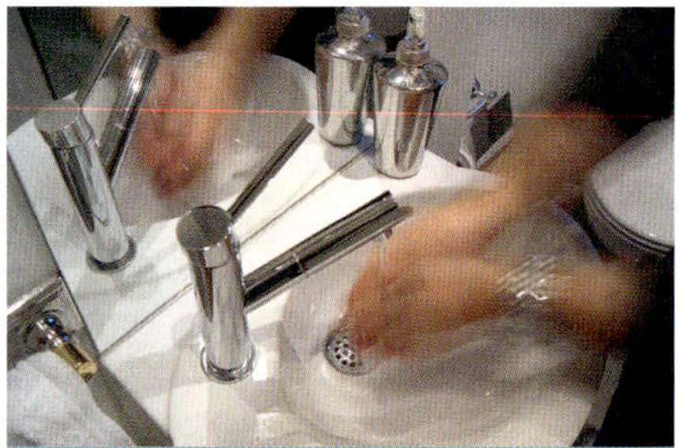

2 Diagnose

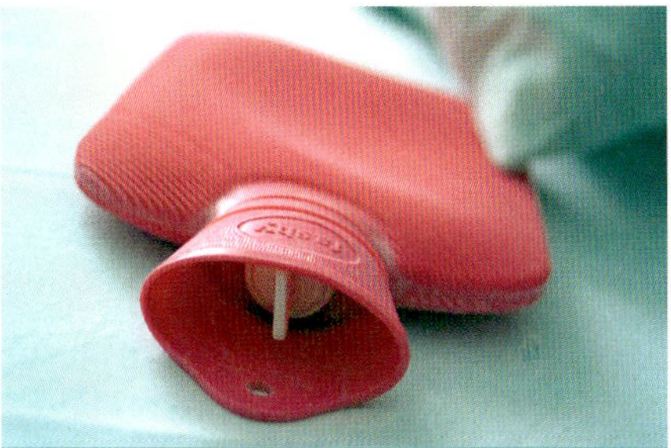

3 Therapie

Vorwort

Liebe Leserinnen, liebe Leser

»Hilfe, ich bin ein Ballon!« oder »Ich traue mich kaum noch außer Haus zu gehen« sind Äußerungen, die ich immer wieder von meinen Patienten höre. Der Leidensdruck vom Menschen mit Bauchbeschwerden ist oft so groß, dass ein echter Krankheitswert vorliegt.

Die übliche Karriere eines Reizdarmpatienten sieht folgendermaßen aus: Jedem zwickt gelegentlich mal der Bauch – besonders nach dem Genuss von Sauerkraut, Zwiebeln, Bohnen oder anderen gasfördernden Lebensmitteln. Das ist völlig normal. Reizdarmpatienten leiden aber sehr stark unter ihren Beschwerden. Und irgendwann wird der Leidensdruck so groß, dass die Patienten den Hausarzt aufsuchen. Oft werden dann ein paar Medikamente ausprobiert, die bei Luft im Bauch einen gewissen Nutzen entfalten, einen entscheidenden Durchbruch erreicht man damit aber selten. Wenn der Arzt auch nicht mehr weiter weiß, folgt die Überweisung zum Internisten oder besser noch direkt zum Gastroenterologen.

Da der Spezialist meist nichts Organisches, also nichts »Richtiges« findet, muss folgerichtig ein Reizdarm vorliegen. Therapeutisch wird dann gar nichts unternommen, es wird im besten Fall zu Entspannungsmaßnahmen wie Yoga oder Autogenem Training geraten, mitunter verlässt der Patient die Praxis aber auch mit einem Rezept für Beruhigungsmittel sowie der Empfehlung, sich einen guten Psychotherapeuten zu suchen.

Erkennen Sie sich wieder? Dies ist die Geschichte, wie ich sie von über 90 Prozent der Patienten mit Reizdarmbeschwerden (ich betone: Reizdarmbeschwerden, nicht Reizdarmsyndrom!) zu hören bekomme. Sowohl Arzt als auch Patient denken, dass diagnostisch alles getan wurde. Und da ja »nichts« gefunden wurde, muss es doch ein Reizdarm sein.

Und das ist meist ein großer Irrtum! Der Informationswert der Darmspiegelung (Koloskopie) bei Beschwerden wie Blähungen tendiert gegen Null. Eine Magenspiegelung (Gastroskopie) kann erst recht keinen Aufschluss geben. Ein Gastroenterologe wendet eben das, was er hat und was er gut kann, an. Die wirklich wegweisenden Verfahren kennt er häufig schlichtweg nicht. Nebenbei: Die Untersuchungen werden auch noch ganz gut abgerechnet.

Jetzt wissen Sie, warum man Ihnen bisher nicht hat weiterhelfen können und warum ich behaupte, dass das Reizdarmsyndrom die häufigste Fehldiagnose in der heutigen Medizin ist. Folgen Sie mir auf dem Weg zum Verständnis Ihrer Beschwerden.

Dr. Volker Schmiedel

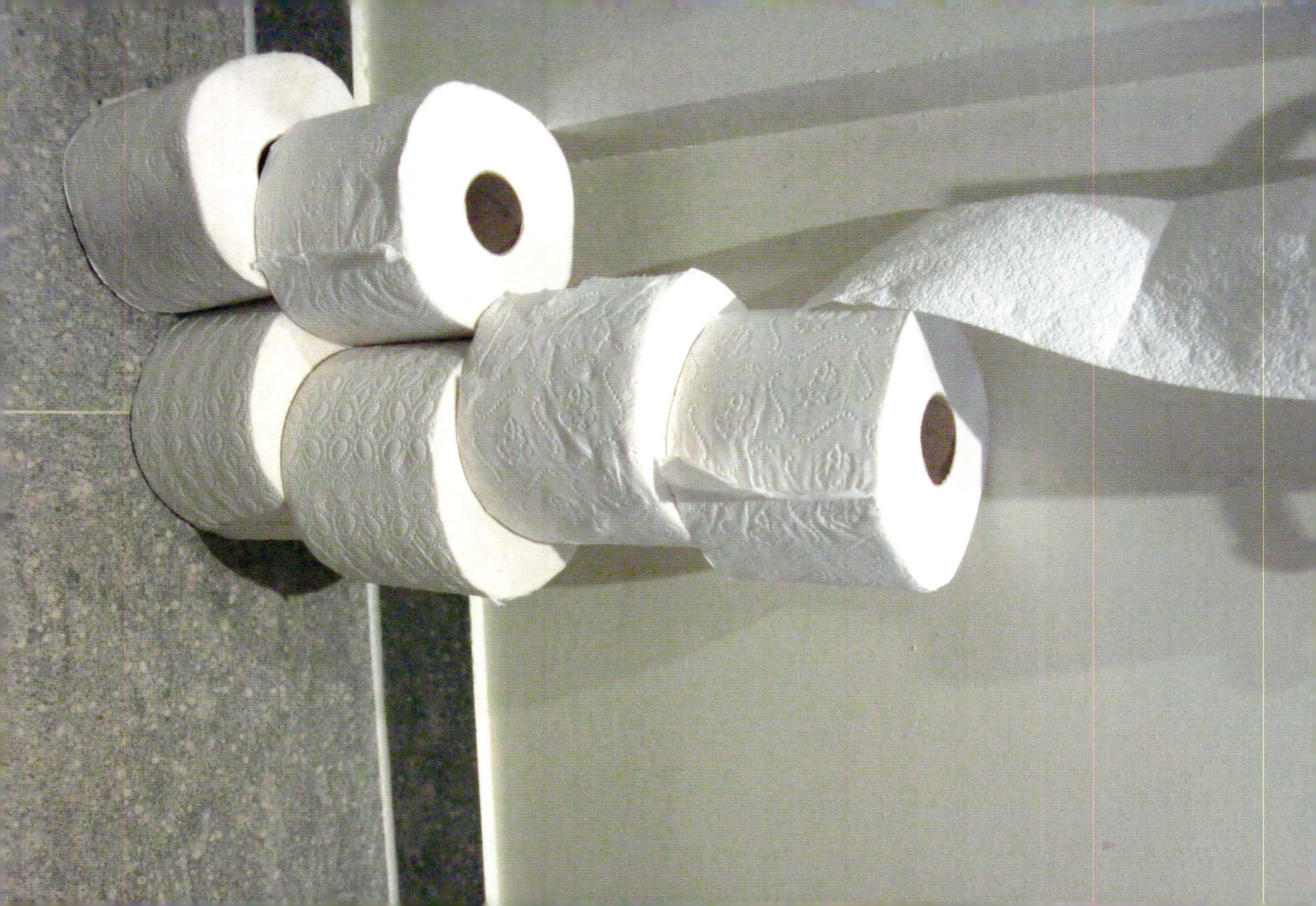

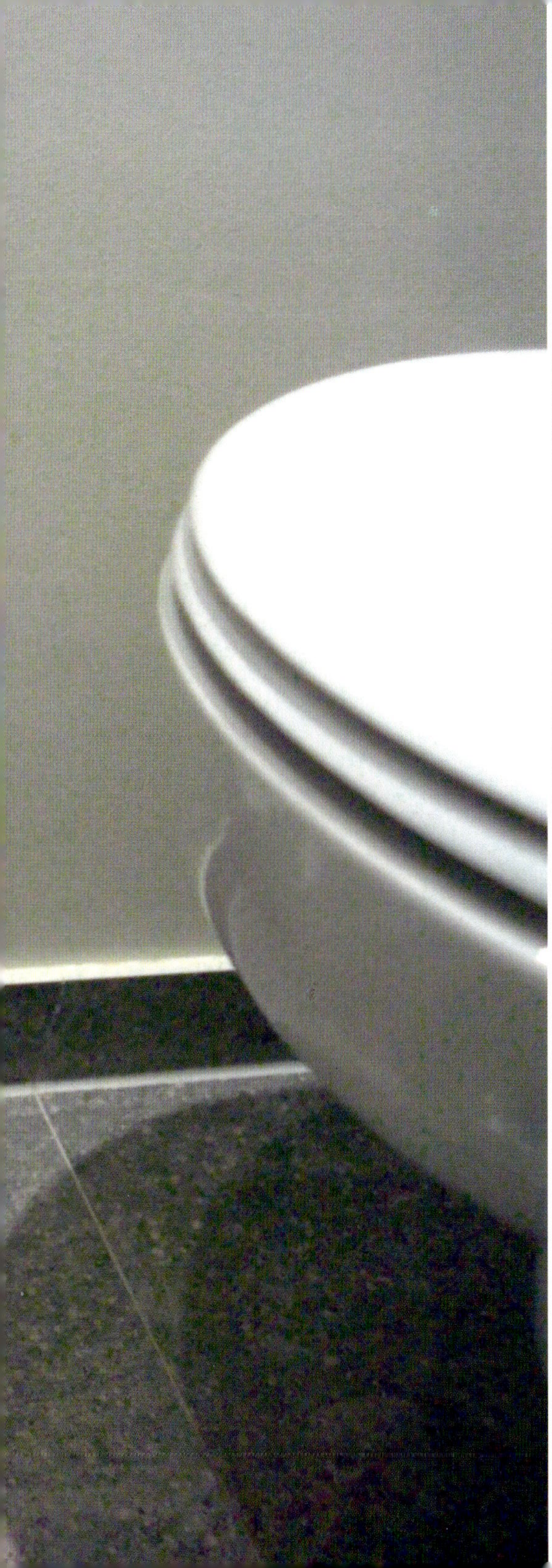

1 Ursachen

Reizdarm: die häufigste Fehldiagnose in der Medizin

1 Ursachen

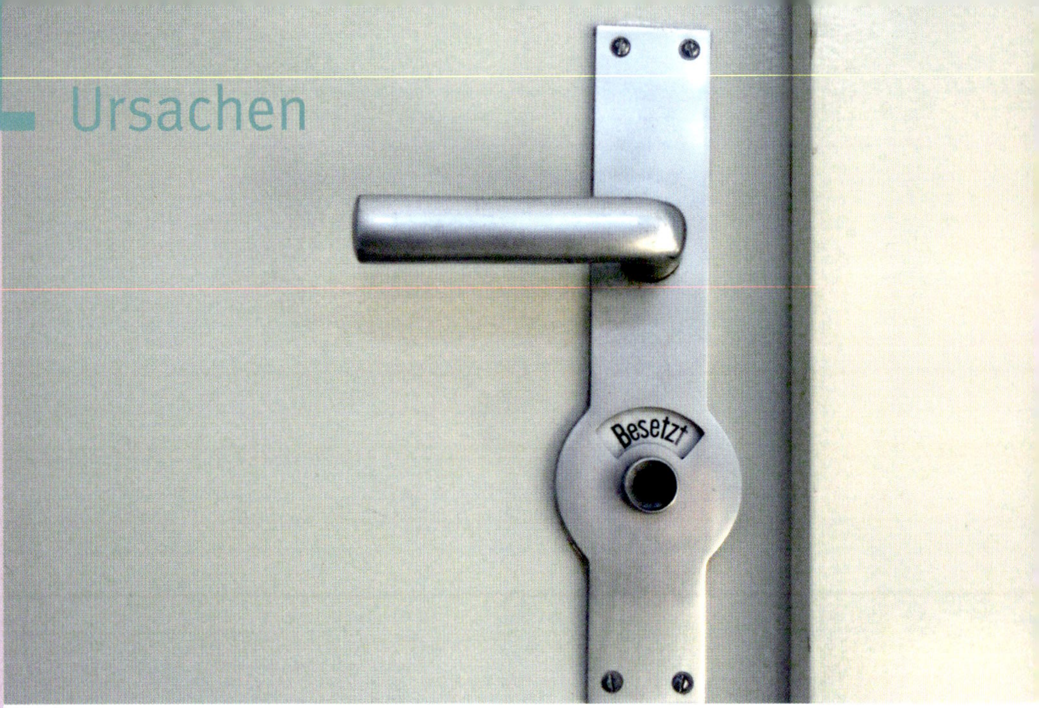

Reizdarm – was es ist und was es nicht ist

Info

In der internationalen Fachliteratur hat sich der Begriff des Irritable Bowel Syndrome (IBS) eingebürgert. Das ist unter Umständen wichtig für Ihre Internetrecherche in medizinischen Datenbanken.

Heute spricht man vom Reizdarmsyndrom oder kurz Reizdarm oder noch kürzer RDS. Wenn im Folgenden von Reizdarm die Rede ist, dann soll damit das »echte Reizdarmsyndrom« gemeint sein – im Gegensatz zum Pseudoreizdarm, der fatalen Fehldiagnose, die zwar wie ein Reizdarm aussieht, die meist ungerechtfertigt bei den Patienten gestellt wird, aber eine ganz andere Ursache hat.

Synonyme für Reizdarm

- Colon irritabile
- spastisches Kolon
- Colica mucosa
- funktionelle Darmbeschwerden
- Reizdarmsyndrom (RDS)
- vereinfacht: Reizdarm
- Irritable Bowel Syndrome (IBS)

Epidemiologen (Spezialisten für statistische Erhebungen in der Medizin) behaupten, dass 15 bis 25 Prozent der Menschen in Industrienationen Reizdarmbeschwerden aufweisen. Frauen sind dabei häufiger betroffen als Männer. Die unterschiedlichen Häufigkeiten hängen davon ab, wie stark die Beschwerden sind. Bei dieser Angabe sind auch die leichten bis mäßigen Beschwerden eingeschlossen. Nicht jeder hat dabei einen so starken Leidensdruck, dass er damit zum Arzt geht. Wirklich starke Beschwerden, die den Patienten damit in die Arztpraxis treiben, haben meiner Schätzung nach jedoch bestimmt 5 Prozent, vielleicht sogar 10 Prozent aller Erwachsenen.

In den Umfragen werden dabei stets die Reizdarmbeschwerden abgefragt. Die Diagnose »Reizdarm« darf daraus jedoch noch nicht gefolgert werden. Sie ist eigentlich eine Ausschlussdiagnose, d. h. man müsste diagnostisch alle anderen in Frage kommenden Krankheiten ausgeschlossen haben – was allerdings so gut wie nie geschieht.

Schwierig zu klassifizieren: Reizdarmsymptome

Natürlich stehen Schmerzen und Blähungen bei Beschwerden des Reizdarmsyndroms ganz weit vorn. Das Problem ist, dass alle in der Übersicht angegebenen Symptome bei einer Schwäche der Bauchspeicheldrüse genauso wie bei einer Milchzuckerunverträglichkeit oder aber bei einer Nahrungsmittelallergie auftreten können. Anhand der Beschwerden allein sind diese Krankheiten kaum voneinander und schon gar nicht vom Reizdarm unterscheidbar – genau das macht es ja so schwierig, die richtige Diagnose zu stellen.

Wichtig

Rom-III-Kriterien: Schmerzen oder Unwohlsein im Bauch an mindestens drei Tagen pro Monat innerhalb drei Monaten plus zwei der obigen Bescherden.

Zusätzliche Beschwerden bei Reizdarm

- Besserung nach Stuhlgang
- Änderung der Stuhlfrequenz
- Änderung von Stuhlkonsistenz oder -aussehen

Ein Reizdarm liegt aber nur dann vor, wenn organische Ursachen ausgeschlossen sind. Und genau das geschieht in den wenigsten Fällen. In diesem Buch erfahren Sie, was alles Reizdarmbeschwerden verursachen kann, aber eben kein Reizdarm ist. Ein paar Besonderheiten helfen uns aber weiter: Bei einer Bauchspeicheldrüsenschwäche kommt es fast immer zu einem Durchfall, wenn etwa fettreiche Speisen verzehrt werden. Ebenso bei einer Milchzuckerunverträglichkeit nach Milchverzehr. Und auch Allergiker reagieren bei dem Genuss »ihrer« Lebensmittel meist mit Gasbildung und Durchfall.

Typisch ist der Wechsel der Beschwerden

Gerade der Wechsel zwischen Durchfall und Verstopfung ist typisch, wenn auch leider nicht beweisend für den Reizdarm. Weitere Indizien, die den Verdacht auf den Bösewicht Reizdarm lenken:

- kein Gewichtsverlust in den letzten Monaten/Jahren
- deutliche und inadäquat erscheinende Krebsangst
- keine nächtlichen Beschwerden
- Beschwerden werden schlimmer bei Stress oder Konflikten
- Beschwerdeverbesserung an Wochenenden oder im Urlaub
- weitere funktionelle Störungen (Seite 14)

Viele Reizdarmpatienten beschäftigen sich fast nur noch mit ihrem Darm und was ihm gut tut oder eben nicht, was kein Wunder ist, denn die Beschwerden sind zum Teil sehr unangenehm. Daher dreht sich irgendwann alles ums Essen und die dadurch vielleicht ausgelösten Beschwerden. Oft haben die Patienten auch Angst, dass es Krebs sein könnte (obwohl doch die drei Darmspiegelungen in den letzten fünf Jahren nichts dergleichen ergeben haben). Das Gewicht ist meist konstant.

Wenn Sie aber beispielsweise 6 kg im letzten halben Jahr abgenommen haben, ohne dass Sie Ihre Nahrungszufuhr eingeschränkt haben, muss unbedingt nachgeschaut werden, ob eine organische Erkrankung dahintersteckt. Dann muss der Stuhl auf den Fettgehalt untersucht werden, dann kann auch einmal eine Darmspiegelung angezeigt sein, um einen Tumor auszuschließen.

Der Reizdarm lässt sie nachts in Ruhe

Wenn Sie z. B. eine Fettverdauungsstörung haben und abends fettreich essen, dann ist Ihre Nacht gelaufen. Die Gasproduktion in Ihrem Darm wird Sie kaum zur Ruhe kommen lassen. Der Reizdarm lässt Sie hingegen nachts meist gut schlafen, jedenfalls was das Gas angeht. Was macht Ihr Darm, wenn Sie mal nachts um drei Uhr aufwachen? Wie fühlt sich der Bauch an, wenn Sie morgens aufstehen und noch nicht gefrühstückt haben? Der Reizdarm lässt sie nachts und früh morgens meist in Ruhe, wird aber in der Regel im Tagesverlauf immer gereizter.

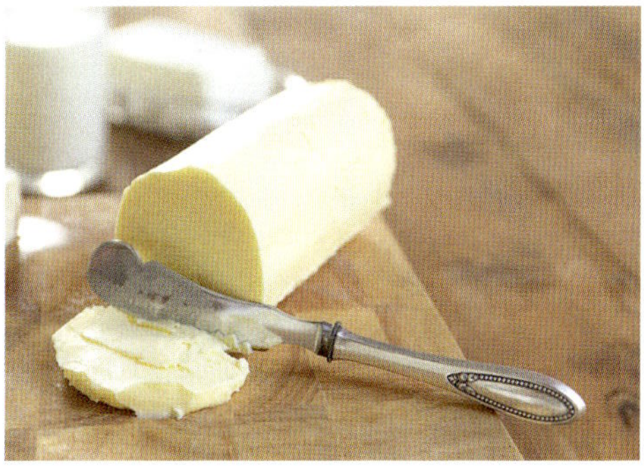

▲ Beschwerden verursacht vor allem fettes Essen am Abend.

Stress mag er schon gleich gar nicht. Ein schwieriges Kundengespräch, Druck vom Chef oder ein Streit mit dem Partner steigert Ihre Beschwerden? Am Wochenende, im Urlaub oder durch Entspannungsübungen wird es deutlich besser? Das könnte auf einen Reizdarm hindeuten. Auch wenn weitere funktionelle Störungen (Seite 14) vorliegen, steigert dies die Wahrscheinlichkeit für das Vorliegen des Reizdarms. Ich drücke mich hier bewusst so vorsichtig aus.

Leider können wir auch nicht sagen, dass der Reizdarm gesichert ist, wenn Sie z. B. vier der aufgeführten Symptome aufweisen. Aber je besser Sie sich in der Liste wiederfinden, umso höher ist die Wahrscheinlichkeit, dass doch ein »richtiger« Reizdarm vorliegt.

Reizdarm führt nur selten zu einer Gewichtsreduktion – und wenn, dann nur weil der Patient sich kaum noch traut, irgendetwas zu essen.

Achtung
Kein Symptom allein beweist den Reizdarm.

Welche Ursachen hinter einem Reizdarm stecken

Ebenso können andere funktionelle Störungen darauf hinweisen, dass eben auch im Darm eine funktionelle Störung vorliegt. Von einer funktionellen Störung sprechen wir, wenn keine organische Ursache den Beschwerden zugrunde liegt. Beispiele: Wenn Sie Harndrang und Brennen beim Wasserlassen haben, denken wir natürlich an einen Harnwegsinfekt. Lassen sich aber auch bei wiederholten Untersuchungen keine Bakterien im Urin nachweisen, wird die Diagnose »Reizblase« gestellt. Wenn jemand Herzbeschwerden wie bei einer Verengung der Herzkranzgefäße hat (z.B. Herzenge bei Belastung oder Aufregung), die kardiologischen Untersuchungen wie Belastungs-EKG oder sogar Herzkatheter aber keinen pathologischen Befund ergeben, dann muss an funktionelle Herzbeschwerden gedacht werden.

In der Regel leiden Patienten mit funktionellen Beschwerden genauso unter ihrer Erkrankung wie Patienten mit organischen Krankheiten, und sie bilden sie sich auch nicht ein oder simulieren sogar (Ausnahmen bestätigen die Regel).

Symptome außerhalb des Darms, die oft gleichzeitig auftreten

- Schlafstörungen
- Erschöpfung
- Kopfschmerzen
- Rückenschmerzen
- Angststörungen
- Depressionen
- Reizblase
- Reizmagen
- Menstruationsbeschwerden
- funktionelle Herzbeschwerden
- Fibromyalgie

Organische Krankheiten (also Bakterien im Urin oder eine Verengung der Herzkranzgefäße) sind »richtige Krankheiten«. Funktionelle Krankheiten sind psychisch, eingebildet, neurotisch, hypochondrisch oder der Patient simuliert sogar. Oder?

Sensibler Magen-Darm-Trakt

Das Problem bei funktionellen Störungen ist, dass die Beschwerden subjektiv sind, sie sind also nicht objektiv zu beweisen. Die Ursachen sind nicht einfacher, sondern komplexer Natur. Es heißt eben nicht:

Bakterien im Urin → Harnwegsinfekt

Arteriosklerose der Herzkranzgefäße → Koronare Herzkrankheit mit Herzenge

Beim Reizdarm, der funktionellen Störung des Darms, werden verschiedene Mechanismen diskutiert, an der Auslösung oder Verstärkung der Beschwerden beteiligt zu sein. Ein Aspekt des Reizdarms scheint eine sogenannte viszerale Hypersensibilität zu sein, also eine Überempfindlichkeit der Eingeweide. Ein interessanter Versuch stützt diese These: Dazu pumpte man gesunden Versuchspersonen eine definierte Menge Luft mit einem Schlauch in den Darm. Nun sollten sie die subjektiven Beschwerden im Bauch beschreiben. Patienten mit Reizdarm wurde dieselbe Luftmenge verabreicht. Sie gaben aber viel stärkere Beschwerden an. Reizdarmpatienten bilden sich die Beschwerden also nicht ein, nehmen aber einen störenden Reiz viel empfindlicher war.

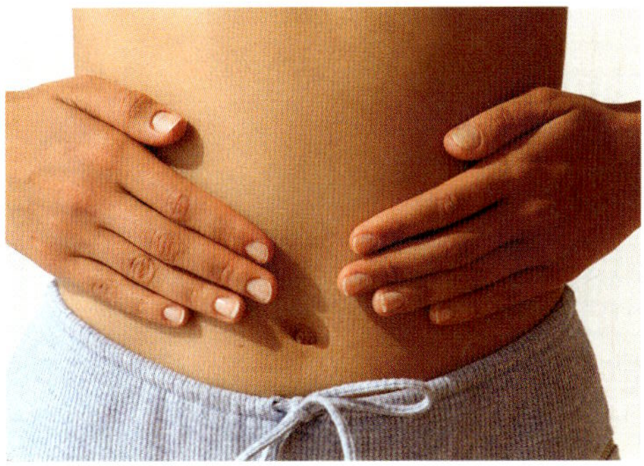

▲ Reizdarmpatienten leiden an einer Überempfindlichkeit der Eingeweide.

Eine andere Hypothese geht von einer Störung des vegetativen Nervensystems aus. Das vegetative Nervensystem steuert unbewusste Funktionen wie Schwitzen, Mundtrockenheit, Schnelligkeit des Herzschlagens und eben auch die Tätigkeit von Darm und Blase. Jeder, der schon einmal Muffensausen hatte, weiß, dass Angst zu einem verstärkten Harndrang oder sogar zu Durchfall führen kann, schließlich heißt es auch »sich vor Angst in die Hose machen«. Reizdarmpatienten sind viel sensibler, ihr vegetatives Nervensystem lässt sich leichter aus dem Gleichgewicht bringen.

WISSEN

Es existiert tatsächlich, das Bauchhirn

Wussten Sie, dass es im Bereich des Darms mehr Nervenzellen als im gesamten Rückenmark gibt? Dass die Nerven des Darms mehr Serotonin produzieren als das gesamte Gehirn? Wissenschaftler sprechen heute völlig richtig von unserem Bauchhirn. So erfahren Entscheidungen, die »aus dem Bauch heraus« getroffen werden, eine wissenschaftliche Begründung. Unser Bauch beeinflusst mit der Produktion von Hormonen – allen voran das Glückshormon Serotonin – stärker das Gehirn als dieses umgekehrt den Darm steuert!

Wie gut wir uns fühlen, hängt in großem Maße also wirklich vom Bauch ab. Wenn wir nun bedenken, dass gerade bei Verliebten die Serotoninproduktion besonders hoch ist, dann gewinnen die Umschreibungen »Liebe geht durch den Magen« und »Schmetterlinge im Bauch haben« eine ganz neue, aber neuroendokrinologisch begründete Erklärung. Ein Serotoninmangel erzeugt oder verstärkt umgekehrt aber auch die Symptome eines Reizdarms.

Auch die **Darmflora** scheint eine große Rolle zu spielen. Ungleichgewichte der Verteilung der Darmbakterien begünstigen möglicherweise das Auftreten eines Reizdarms. Dies ist besonders dann bedeutsam, wenn der Reizdarm nach einem Darminfekt (z. B. Sommer- oder Reisedurchfall) oder nach einer Behandlung mit Antibiotika auftritt, die die Darmflora beeinträchtigt (Dysbiose). (Lesen Sie Näheres zur Darmflora auf S. 102ff.)

Dies sind nur vier der wichtigsten von vielen Thesen zum Reizdarm. Es gibt nicht die eine Ursache, die den Reizdarm allein zu erklären vermag, wir kennen aber mittlerweile doch einige Faktoren, die ihn zumindest begünstigen. Und damit haben wir dann auch Ansätze für eine Therapie (Seite 120).

Eine psychosomatische Erkrankung im besten Sinne

Wie wir im vorigen Kapitel gesehen haben, ist der Reizdarm – wenn denn wirklich ein »richtiger Reizdarm« vorliegt und andere organische Ursachen ausgeschlossen sind – eine psychosomatische Krankheit im besten Sinne. Der Zusammenhang von Seele und Körper spielt heute bei nahezu allen Erkrankungen eine gewisse Rolle.

Bei fast allen Störungen kann eine seelische Ursache die körperlichen Beschwerden mit erzeugen oder zumindest verstärken. Und umgekehrt beeinträchtigt jede körperliche Krankheit das seelische Befinden mehr oder weniger stark.

Bei Erkrankungen wie Migräne oder Fibromyalgie sind diese psychosomatischen Zusammenhänge besonders ausgeprägt – und eben auch beim Reizdarm. Dies wird heute auch von organisch orientierten schulmedizinischen Hardlinern so gesehen. Viele Menschen empfinden es aber immer noch zu Unrecht als Makel, wenn man ihnen sagt, es gebe bei ihrer Störung auch psychosomatische Aspekte. »Ich spinne doch nicht!«, ist dann manchmal die drastische Reaktion.

Solche Klassifizierungen helfen jedoch niemandem weiter – am wenigsten dem Betroffenen selbst. Wenn Sie den »organischen« Weg zu Ende gegangen und nicht weitergekommen sind, dann sollten Sie eben auch einen anderen Weg in Erwägung ziehen. Wenn Sie dies nicht tun, bringen Sie sich vielleicht selbst um die Möglichkeit der Heilung oder Linderung.

»Es wird der Tag kommen, wo die Menschen erkennen, daß ihre Krankheiten mit ihren Gedanken und Gefühlen zusammenhängen.«
(Wilhelm von Humboldt)

Die Psyche als Ursache

Manchmal sind beim Reizdarm aber nicht die besagten psychosomatischen Zusammenhänge, sondern rein psychische Ursachen die Grundlage des Reizdarms. Der Reizdarm ist dabei nicht die Krankheit selbst, sondern nur eine Folge, ein Symptom der zugrunde liegenden Haupterkrankung. Der Reizdarm ist dann die Spitze des Eisbergs, die aus dem Wasser ragt und sichtbar ist. Der größte Teil bleibt jedoch unter Wasser. Folgende Störungen können den Reizdarm verursachen:

- Somatoforme Störung
- Depressionen

Diesen Hauptteil des Eisbergs zu betrachten, ist jedoch nicht immer ganz leicht, da der Betroffene in einem zwar nicht optimalen, aber relativ stabilen Gleichgewicht lebt. Jede Störung dieses Gleichgewichts kann durchaus erst einmal als bedrohlich empfunden und daher abgewehrt werden. Bei einer somatoformen Störung dient die Symptomatik und die Beschäftigung damit, tiefergehende Konflikte abzuwehren. Diese herauszufinden und zu bearbeiten, kann ein mitunter schmerzhafter, aber langfristig nicht selten erfolgreicher Prozess sein.

Häufiges Aufstoßen?

Eine somatoforme Störung liegt praktisch immer dann zugrunde, wenn der Betroffene über Blähungen klagt, die mit einem häufigen Aufstoßen einhergehen. Die Ursache ist meist ein (unbewusstes) Schlucken von Luft (Aerophagie). Ist dies der Fall, sollten Sie sich darüber im Klaren werden, woran Sie im Leben »zu schlucken haben«. Dies ist aber meist nicht so einfach wie hier dargestellt, sondern bedarf in aller Regel professioneller therapeutischer Hilfe.

Viele Reizdarmpatienten – wenn denn wirklich eine Depression zugrunde liegt – profitieren andererseits deutlich von einer antidepressiven Therapie, sei sie psychotherapeutisch oder medikamentös. Leider wehren viele Betroffene diese oft zunächst ab.

Eine Depression drückt sich nicht immer nur in Schwermut, Niedergeschlagenheit und Antriebslosigkeit aus. Sie kann auch maskiert auftreten. Dabei projiziert der Betroffene seine Beschwerden auf ein bestimmtes Organsystem, in diesem Fall eben den Darm. Auch dies entlastet erst einmal vordergründig, erschwert aber langfristig die Diagnostik und die Therapie ungemein.

Weitere Ursachen für Reizdarmbeschwerden

Vorab möchte ich noch einige Ursachen und Diagnosen vorstellen, die ebenfalls mit Reizdarmbeschwerden einhergehen können, sich meist aber noch durch andere Symptome auszeichnen und sich sicher und rasch feststellen lassen. Beispielsweise

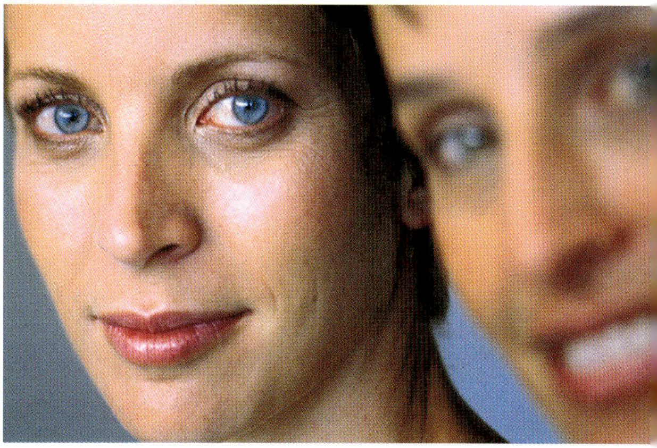

- Morbus Crohn/Colitis ulcerosa
- Ileus (Darmverschluss)
- Leberzirrhose
- Magen-Darm-Infektionen
- Divertikulitis
- Darmtumoren
- Schilddrüsenüber/-unterfunktion
- Genussmittel
- Einnahme von Abführmitteln
- Nebenwirkungen mancher Medikamente
- Schwangerschaft
- seltene Erkrankungen (z. B. Megakolon, Amyloidose)

Eine **Leberzirrhose** hat meist eine lange Krankheitsgeschichte und wird nicht erst durch das Auftreten von Reizdarmsymptomen entdeckt. Die Störung der Leberfunktion führt zu einer verminderten Produktion von Gallensäuren, welche die Fettverdauung negativ beeinflusst.

Schwere Darmentzündungen wie **Morbus Crohn/Colitis ulcerosa** zeichnen sich meist auch durch starke Bauchschmerzen, Blut im Stuhl und Gewichtsverlust aus. Hier ist dann schließlich die Koloskopie die wegweisende Diagnostik. Bei einem **Darmverschluss** (z.B. durch einen Tumor, durch Verwachsungen oder nach chirurgischen Eingriffen) kommt es neben Schmerzen und dem Unvermögen, den Darm zu entleeren fast immer zu starken Blähungen. Diagnostik: Abhören mit einem Stethoskop und eine Röntgenaufnahme.

Während oder nach **Magen-Darm-Infekten** (von einer harmlosen viralen »Darmgrippe« bis hin zu einer Salmonelleninfektion) kann es auch zu Störungen wie bei einem Reizdarm kommen.

Eine **Divertikulitis** ist eine Entzündung eines oder mehrerer Divertikel (Ausstülpungen der Darmwand), die der Arzt durch entsprechende Diagnostik (z.B. Entzündungswerte im Blut, Tastbefund, Koloskopie) erkennen kann. Auch **Darmtumoren** (z.B. gutartige Polypen oder bösartiger Krebs) können einmal einen Reizdarm vortäuschen (eher selten).

Schilddrüsenfehlfunktionen können auch die Darmtätigkeit beeinflussen, wobei die Überfunktion eher zu Durchfällen, die Unterfunktion eher zu Verstopfung führt.

Info

Der Beipackzettel gibt Aufschluss

Abführmittel – und damit sind darmirritierende Mittel und nicht Ballaststoffpräparate wie Flohsamen oder Leinsamen gemeint – können zu Durchfall und zu Darmreizungen führen. Auch zahlreiche andere Medikamente können den Darm teilweise erheblich beeinträchtigen. Wenn Sie das Auftreten von Darmbeschwerden nach Einnahme eines neuen Medikamentes bemerken, dann schauen Sie in den Beipackzettel, ob dieses Mittel die Ursache sein kann. Im Zweifelsfall kann man – nach Rücksprache mit dem Arzt – einen Auslassversuch unternehmen.

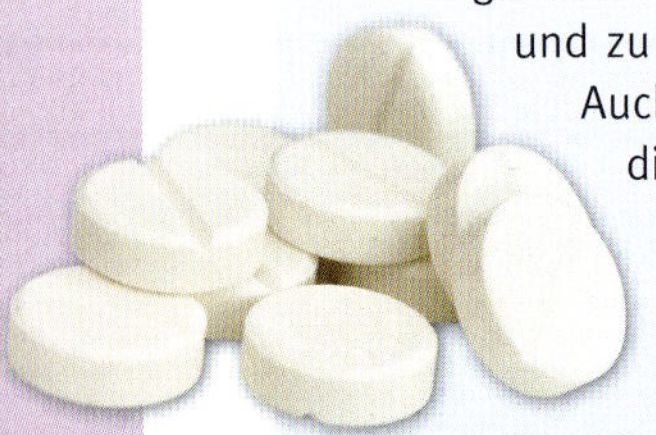

Auch Zigaretten und Alkohol wirken auf den Darm

Auch ein übermäßiger Konsum von **Alkohol, Nikotin oder Koffein** kann zu Störungen der Darmtätigkeit führen. Alle diese Substanzen beeinflussen die Darmbeweglichkeit. Im Zweifelsfall sollten Sie einmal einen Auslassversuch von einer Woche Dauer unternehmen.

Das Auftreten starker Reizdarmsymptome ist bei diesen somatischen Krankheiten stets ein Hinweis darauf, dass die Grunderkrankung nicht optimal behandelt ist. Die adäquate Therapie dieser Grundkrankheit beeinflusst die Reizdarmsymptomatik fast immer positiv. Bei einer Minderung der Aktivität entzündlicher Krankheiten reduzieren sich auch Blähungen, Durchfälle und Darmkrämpfe. Wie bei den psychischen Krankheiten gilt auch hier der Grundsatz: im Hinterkopf behalten!

Darmpilze – Quatsch oder ernst zu nehmendes Problem?

Vor einigen Jahren schwappte eine regelrechte Pilzwelle durch das Land. Fast alle Krankheiten – von Allergien bis Zerebralsklerose (Gehirnarterienverkalkung) – sollten von Darmpilzen verursacht werden. Auf der anderen Seite standen Internisten/Gastroenterologen, die behaupteten, Pilze im Darm haben gar keine Bedeutung, sie gehören sogar zur normalen Flora.

Wer hat nun recht?

Wir nehmen ständig mit unserer Nahrung auch Pilze auf, von denen einige die Passage unseres Magen-Darm-Kanals nicht nur überleben, sondern sich dort auch in begrenztem Umfang vermehren können. Bei einer Stuhlanalyse mit Pilzbestimmung lassen sich diese Pilze – meist handelt es sich um Hefepilze der Gattung Candida – dann auch nachweisen. Eine Besiedelung ist aber noch keine Infektion. Auch im Stuhl von Angehörigen von Naturvölkern findet man mitunter solche Pilze. Diese Argumente verwenden auch die Gegner der Pilzhypothese. Was sie verschweigen ist aber die Tatsache, dass die Keimzahlen bei einer solchen natürlichen Pilzbesiedelung 10^3 oder 10^4 Keime pro Gramm niemals übersteigen. Bei einigen Menschen findet man aber 10^6 oder 10^7 Keime pro Gramm.

WISSEN

Mykose – was ist das?

Unter einer Mykose verstehen wir eine Infektion mit Pilzen. Eine Infektion hat aber immer einen Krankheitswert. Der Nachweis einer bloßen Besiedelung stellt noch keine Mykose und schon gar keine behandlungsbedürftige Krankheit dar. Beispiel: Bei einem Abstrich an Ihrer Rachenschleimhaut wird man eine Vielzahl von Keimen finden, darunter möglicherweise sogar pathogene Keime, also Krankheitserreger. Trotzdem wird Ihr Arzt diese Besiedelung niemals antibiotisch behandeln wollen – wenn die Keimzahlen nicht sehr hoch sind und Sie gleichzeitig Halsschmerzen und andere Entzündungszeichen aufweisen. Dasselbe gilt für die Pilze.

Ist das noch normal? 10^6 oder 10^7 Keime sind natürlich nicht normal, weswegen die Pilzgegner – meist sehr naturheilkundlich orientierte Therapeuten – etwas gegen die Pilze unternehmen. Erstaunlicherweise greifen Sie dabei aber zur chemischen Keule und wollen die Pilze damit auslöschen. Sie bedienen sich dabei des Antimykotikums Nystatin, welches zwar vom Darm praktisch nicht aufgenommen wird, aber nichtsdestotrotz ein gegen Pilze gerichtetes Antibiotikum ist, welches niemals ohne eine zwingende Notwendigkeit eingesetzt werden sollte. Und diese besteht bei einer Pilzbesiedelung nicht immer, selbst wenn die Keimzahlen sehr hoch sein sollten.

Ich muss zugeben, dass ich bei den Pilzen quasi vom Paulus zum Saulus geworden bin. Mit einer Nystatin-Therapie habe ich zwar kurzfristig ein rasches Verschwinden der Darmpilze gesehen – nach vier Wochen waren sie aber meist wieder da, wenn die zugrunde liegende Störung eben nicht beseitigt wurde. Genauso verhielt es sich mit den Beschwerden. Viele Betroffene haben mir ganz ähnlich ihr Leid geschildert. Ich setze Nystatin heute eigentlich nur noch dann ein, wenn ich bei entsprechenden Beschwerden hohe Keimzahlen im Stuhl finde (mindestens 10^5 bis 10^6 pro Gramm) und **keine andere Erklärung für die Beschwerden** oder die Pilzbesiedelung finde. All dies ist aber sehr selten der Fall, meist lässt sich eben doch eine ökologische oder eine immunologische Störung nachweisen.

Sinn und Unsinn der Pilzbehandlungen

Für eine Pilzbesiedelung des Darms gibt es eigentlich nur zwei Ursachen: eine ökologische Störung mit einer Aufnahmestörung des Darms, welche die Ansiedelung falscher Bakterien und eben auch der Pilze begünstigt oder eine schwere Immunschwäche. Solche **Immunschwächen** stellen dann auch eine unbedingte Indikation dar, Pilze antimykotisch zu behandeln, z. B. bei AIDS oder mit starken, das Immunsystem schwächenden Medikamenten behandelten Patienten.

Achtung: Nicht die Pilze sind primär zu behandeln, sondern die deren Wachstum fördernde zugrunde liegende ökologische oder immunologische Störung!

Wenn eine Fettverdauungsstörung, beispielsweise hervorgerufen durch eine Milchzuckerunverträglichkeit oder eine Gallenfunktionsstörung, beseitigt wird (diätetisch oder medikamentös), dann verschwinden meist auch die Pilze oder werden auf ein erträgliches Maß reduziert.

Noch unsinniger – und ich sehe das bei meinen Patienten immer wieder – ist eine antimykotische Behandlung auf der Grundlage von Antikörperbestimmungen im Blut. Erhöhte Antikörperspiegel im Blut zeigen lediglich an, dass der Organismus sich irgendwann einmal mit Pilzen immunologisch auseinandergesetzt hat – vor 20 Jahren oder erst gestern. Erhöhte **IgM- und IgA-Spiegel** weisen zwar auf eine relativ frische immunologische Reaktion hin, aber aktuelle Pilzbesiedelungen kann ich mit einer viel einfacheren und preisgünstigeren Stuhluntersuchung genauso sicher nachweisen.

Noch schlimmer als die antimykotische Therapie ist die geradezu gemeingefährliche Empfehlung einer sogenannten **Anti-Pilz-Diät**. Die Theorie ist ganz plausibel: Pilze verwerten hauptsächlich Kohlenhydrate. Also hat man den Patienten praktisch völlig kohlenhydratfreie Diäten angedeihen lassen. Gedeihen trifft es hier nicht ganz, da die Patienten, die meistens schon von der Grunderkrankung, nach der aber nicht gefahndet wurde, geschwächt waren, durch diese unsinnige Diät noch weiter belastet werden. Das Problem ist, dass viele Patienten sehr komplizierte Ratschläge meist peinlich genau befolgen. Je strenger und schwieriger ein Behandlungsregime – umso besser. Sicher ist, dass man sich nicht gerade sehr zuckerreich ernähren sollte, da Pilze sich über Zucker besonders gerne hermachen – aber das sollte man ja sowieso nicht.

»Sich mit einer allzu streng geregelten Lebensweise gesund erhalten, ist an sich schon eine sehr ernste Krankheit.«

François de La Rochefoucauld

Pilze sind sehr genügsam. Sie entwickeln auch Überlebensformen, wenn man ihnen sämtliche Kohlenhydrate entzieht. Ich habe erlebt, dass selbst nach einem dreiwöchigen Heilfasten mit Wasser und ungesüßtem Tee sowie nahezu täglichen Einläufen zur Darmreinigung die vor dem Fasten vorhandenen Pilze auch danach noch vorhanden waren. Sie verfallen einfach in eine Art Winterschlaf und warten auf bessere Zeiten oder sie ernähren sich von den sich auch im Fasten ständig abschilfernden Darmzellen. Auch mit einer Kolon-Hydro-Therapie, bei der sehr intensive Darmspülungen mit bis zu 20 Litern Wasser angewandt werden, können die Pilze nicht einfach weggespült werden.

Achtung: Keine Diät sollte schlimmer sein als die Krankheit, die damit behandelt wird – dies gilt in besonderem Maße für die sogenannten Anti-Pilz-Diäten.

Was bringen probiotische Joghurts?

Der Verzehr von Joghurt gehört zu den ältesten mikrobiologischen Therapien der Menschheit. Bestimmte Bakterien, die bevorzugt Milchzucker verstoffwechseln, verwandeln Milch in Joghurt. Dabei handelt es hauptsächlich um Bakterien wie Laktobazillen und Bifidobakterien. In unserem Dünndarm kommen solche Keime auch reichlich vor. Da diese Keime in gewissem Unfang auch das Immunsystem trainieren, sind clevere Marketingstrategen der Lebensmittelindustrie auf die glorreiche Idee gekommen, diese Fähigkeit als Verkaufsargument zu nutzen.

Prinzipiell sind die Behauptungen sogar korrekt. Joghurts enthalten günstige Bakterienstämme. Für einige dieser Bakterien wurden im Versuch immunfördernde Wirkungen nachgewiesen. Es gibt sogar Studien, die tatsächlich den Nachweis von (sehr geringfügig) weniger Infekten erbrachten. Doch wurde bisher kein einziger Beleg dafür geliefert, dass die neuen Joghurts den bisher bekannten Joghurts mit den alten Joghurtkulturen überhaupt in irgendeiner Weise überlegen sind. Jeder Joghurt darf für sich die Kennzeichnung »probiotisch« in

Anspruch nehmen (zumindest dann, wenn er noch irgendwie nachweisbar lebende Keime enthält – egal welche und in welcher Menge).

Joghurts sind kein Allheilmittel, denn

- Joghurts enthalten Milchzucker. Wer eine Laktoseintoleranz hat, bekommt damit nicht weniger, sondern mehr Darmprobleme.
- Frucht-Joghurts enthalten Fruktose. Wer eine Fruktoseintoleranz hat, bekommt damit nicht weniger, sondern mehr Darmprobleme.
- Joghurts enthalten Milcheiweiß. Wer eine Milcheiweißallergie hat, bekommt damit nicht weniger, sondern mehr Darmprobleme.
- Joghurts enthalten relativ viel Fett und Eiweiß. Wer aufgrund einer noch nicht erkannten Verdauungsstörung Fett und Eiweiß nicht gut verwerten kann, weist einen Fäulnisstuhl auf, der unter Zufuhr von reichlich Joghurt noch schlimmer werden kann.

Mit ihren Werbeaussagen haben die Marketingabteilungen der Lebensmittelkonzerne den Mund aber eindeutig zu voll genommen. Ich rate (zumindest nach der vorliegenden Datenlage) vehement davon ab, den teilweise dreifachen Preis für Versprechungen hinzublättern, die durch nichts, aber auch gar nichts belegt sind. Im Moment gilt daher – und damit sind wir wieder bei den Blähungen: Die Lebensmittelindustrie produziert mit den probiotischen Joghurts nichts als heiße Luft. Und diese heiße Luft stinkt auch noch, nämlich nach dicken Profiten.

Mehr über die Bedeutung der Darmflora erfahren Sie ab S. 102.

Wenn ich mir den Sinn der meisten »Symbioselenkungen«, der Anti-Pilz-Kuren und der probiotischen Joghurt-Hysterie anschaue, dann kann ich mich nur mit folgendem Zitat trösten:

»Zwei Dinge sind unendlich: Die menschliche Dummheit und das Universum. Beim Universum bin ich mir aber noch nicht sicher.« (Albert Einstein)

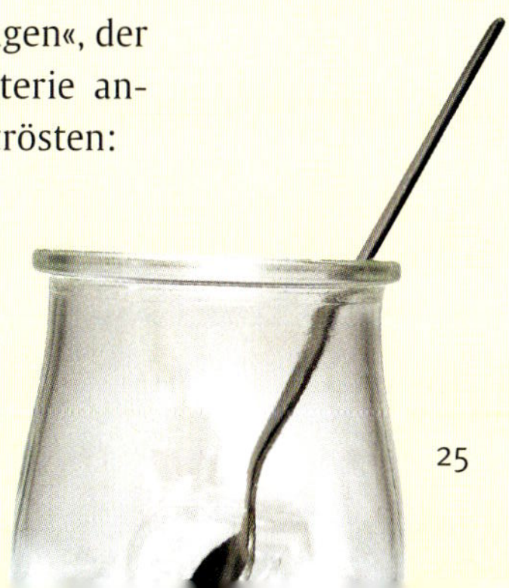

Info

Der Untergang der Dinos

Über die Bedeutung der Darmflora für das einzelne Individuum haben wir bereits viel erfahren. Sie geht aber noch weit über unsere beschränkten menschlichen Vorstellungen hinaus. Die Darmflora hat vor langer Zeit einmal die Evolutionsgeschichte auf der Erde entscheidend beeinflusst. **Darmbakterien haben nämlich zum Untergang der Dinosaurier beigetragen.** Ja, Sie haben ganz richtig gelesen. Die Dinos sind nämlich an ihren eigenen Pupsen untergegangen.

Spaß beiseite: In Milliarden von Dinodärmen wurde über einen Zeitraum von vielen Millionen Jahren von den dort angesiedelten Bakterien eine riesige Menge Methangas erzeugt. Dies gelangte auf sehr natürlichem Wege in die Atmosphäre. Das hat uns nämlich Steven Spielberg in Jurassic Park verschwiegen: Die vorzeitlichen Steppen und Urwälder waren weniger vom Gebrüll blutrünstiger Tyrannosaurier als vielmehr von den Furzen pflanzenfressender Brontosaurier angefüllt – was weniger sensationell, aber realistischer ist.

Das Methangas häufte sich in der Atmosphäre langsam an und veränderte so das Klima. Wir Menschen glauben ja immer, wir seien die ersten und die besten. Selbst eine Klimakatastrophe haben schon andere vor uns geschehen lassen – nur eben mit Methan anstelle von Kohlendioxid.

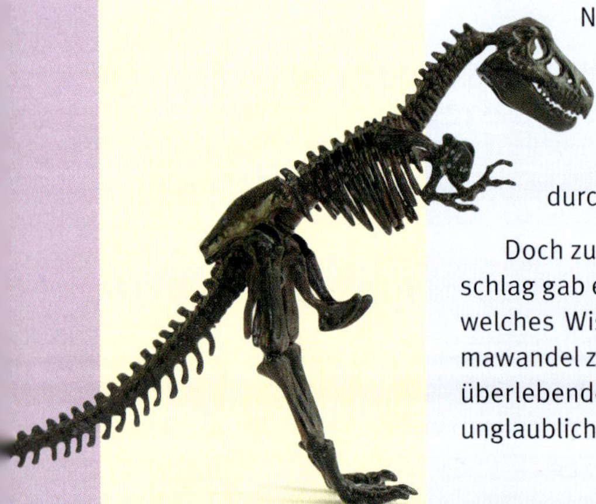

Nebenbei: Unsere riesigen Rinderherden erzeugen nicht nur die Grundlage von Cholesterin steigernden und Diabetes begünstigenden Hamburgern sowie teure und unsinnige Milchseen, sondern auch Methangas, welches den Treibhauseffekt durch das CO_2 noch verstärkt.

Doch zurück zu den Dinos. Bereits vor dem Meteoriteneinschlag gab es unter den Dinos ein dramatisches Artensterben, welches Wissenschaftler auf einen methangasbedingten Klimawandel zurückführen. Der Meteor hat den noch auf der Erde überlebenden Dinos dann nur noch den Rest gegeben. Klingt unglaublich, ist auch nicht so aufregend, dafür aber wahr.

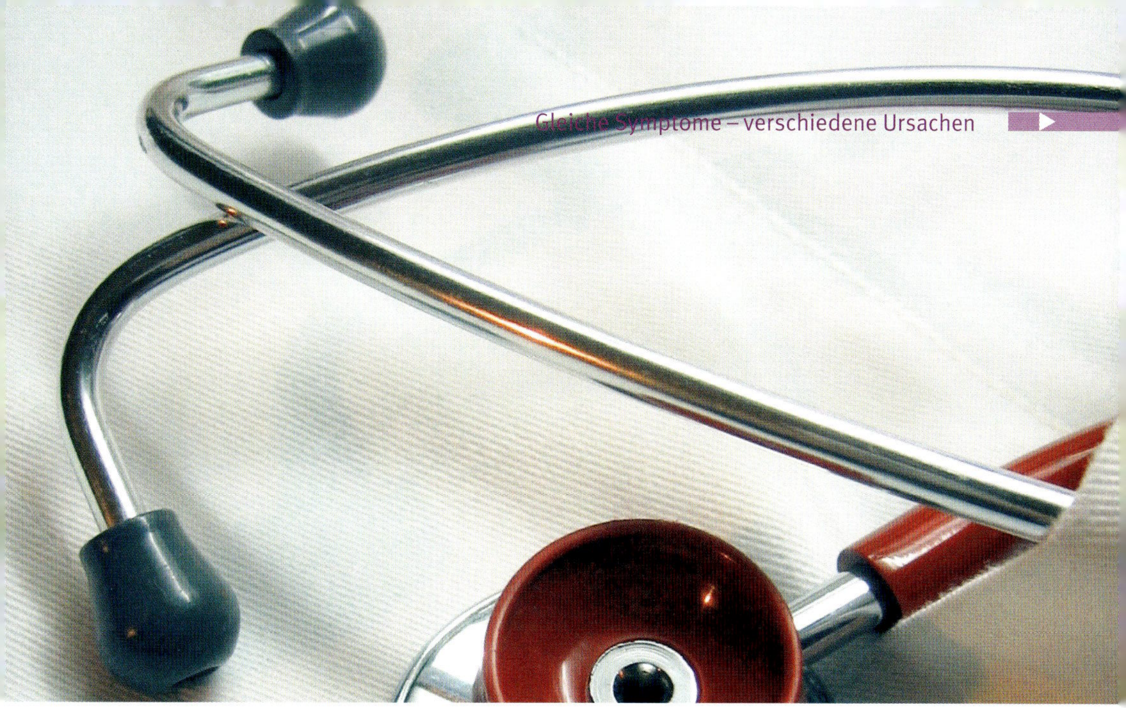

Gleiche Symptome – verschiedene Ursachen

Die Ursachen von Reizdarmbeschwerden können durch eine Vielzahl von Erkrankungen ausgelöst werden. Das Problem: Sie sind meist unspezifisch, d.h. Blähungen, Durchfälle oder Krämpfe lassen sich nie auf Anhieb einer Ursache zuordnen. Vielleicht kann ich Ihnen dabei helfen, mit dem Hintergrundwissen des folgenden Kapitels den Übeltäter Ihrer Beschwerden zu entlarven.

Gallensäureverlustsyndrom

Die Leber produziert Galle. Diese wird in der Gallenblase gespeichert. Nach dem Essen gelangt die Gallenflüssigkeit aus der Gallenblase in den Dünndarm. Dort bindet die Gallensäure die Fette und verbessert somit deren Verdauung.

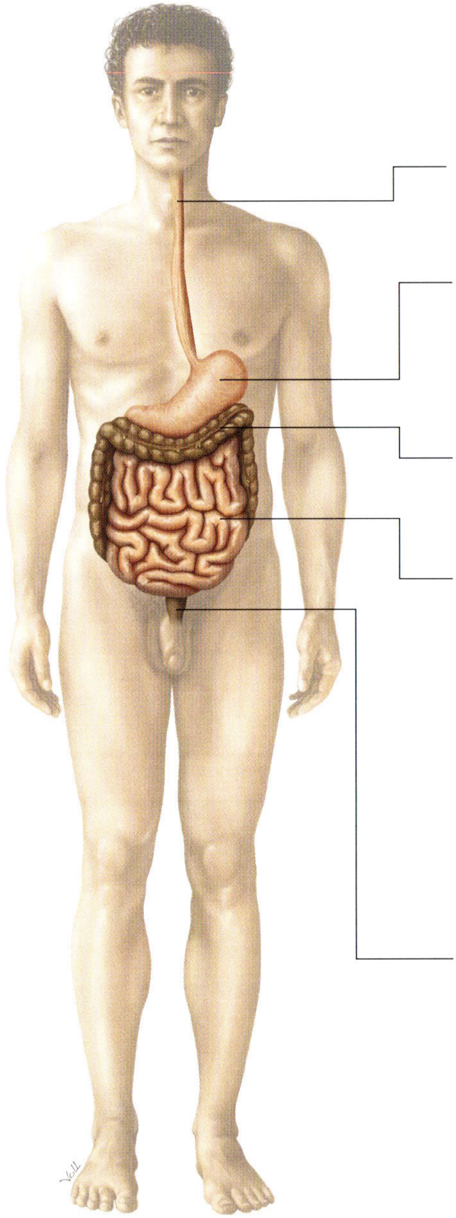

▲ Unser Verdauungssystem

Die Gallensäure wird im Endteil des Dünndarms wieder aufgenommen und über die Pfortader zurück zur Leber befördert. Dort gelangt sie wieder in die Galle. Es besteht also ein perfekter Recycling-Prozess, der sich zudem durch eine außerordentlich hohe Effizienz auszeichnet. Normalerweise werden nämlich mehr als 90 Prozent der Gallensäure aus dem Darm wieder aufgenommen. Unter besonderen Umständen gelingt dies allerdings nicht mehr so gut. Dann gelangt ein mehr oder weniger großer Teil der Gallensäure in den Dickdarm, wo sie nicht hingehört. Dort werden sie von einigen Dickdarmbakterien verstoffwechselt, was zur Bildung von Kokarzinogenen führt (Substanzen, die selbst nicht Krebs erzeugen, aber begünstigen können).

Außerdem wird die Darmschleimhaut gereizt. Und der entscheidende Punkt:

- Es kommt zu starken Durchfällen.

Aufnahme von Vitamin B_{12} gestört

Dieses Krankheitsbild wird chologene Diarrhö (chologen = von der Galle stammend, Diarrhö = Durchfall) genannt. Oft ist bei der chologenen Diarrhö nicht nur die Aufnahme von Gallensäure betroffen, sondern auch die Aufnahme von Vitamin B_{12} (wird ebenfalls im Endteil des Dünndarms aufgenommen), von Fetten und damit indirekt auch von fettlöslichen Vitaminen sowie von Mineralstoffen kann vermindert sein.

Ursachen des Gallensäureverlustsyndroms

- Dünndarmüberwucherungssyndrom (SBOG)
- Morbus Crohn
- Operationen mit Entfernung des Endteils des Dünndarms
- Bestrahlungen im Rahmen einer Krebserkrankung im Unterleib

Generell können alle Erkrankungen, bei denen der Endteil des Dünndarms beeinträchtigt ist, zu einer Aufnahmestörung der Gallensäure führen.

Gallenfunktionsstörung

Wenn zu wenig Galle produziert wird oder die Ausführungsgänge durch Gallengrieß oder kleine Steinchen teilweise verlegt sind (bei komplettem Verschluss kommt es zu einer sehr schmerzhaften Gallenkolik), dann können Fette nur unzureichend verdaut werden und führen zu

- Blähungen, mitunter auch zu Durchfällen und fettigen Stühlen.
- Wenn Sie Fett nicht gut vertragen können und der Stuhl häufig hell ist (beige, gelb, manchmal fast farblos), dann ist eine Gallenschwäche sehr wahrscheinlich.

»Die Gallenblase brauchen wir doch eh nicht und die Operation ist doch sooo harmlos!« Eine solche Haltung ist in meinen Augen ein Kunstfehler.

Eine Hauptursache von Bauchbeschwerden ist die Entfernung der Gallenblase. Manchmal muss sie einfach raus. Wenn Koliken auftreten, die auf Steine in der Gallenblase bzw. den -gängen zurückzuführen sind, ist tatsächlich eine Operation vonnöten. Durch die modernen, minimalinvasiven Operationstechniken (Schlüssellochoperation mit Endoskop) sind die Ärzte heute aber oft viel zu schnell dabei, die Galle mal eben rauszuschneiden, wenn der Bauch auch nur ein wenig zwickt und der geringste Verdacht besteht, es könnte an der Galle liegen.

Die Gallenblase ist nicht überflüssig

Wenn Gallensteine nicht die Ursache der Beschwerden waren, werden die Beschwerden nicht besser – es kommen dann aber noch die Unannehmlichkeiten durch die fehlende Gallenblase hinzu.

Die Gallenproduktion in der Leber ist nach der Entfernung der Gallenblase nicht wesentlich beeinträchtigt. Viele meinen daher, die Gallenblase sei ein überflüssiges Organ und entbehrlich. Das stimmt so aber auch nicht! Die Gallenblase produziert zwar keine Galle, speichert sie aber, um sie dann abzugeben, wenn sie benötigt wird. Sie können zwar auch nach einer Gallenoperation Galle produzieren und in den Dünndarm abgeben, die schnelle Abgabe einer großen Menge ist allerdings nicht mehr möglich, sondern eben nur so viel, wie die Leber gerade in der Lage ist zu produzieren.

Bauchspeicheldrüsenschwäche

Die Bauchspeicheldrüse (Pankreas) liegt in der Mitte des Bauches etwas oberhalb des Nabels zwischen Leber, Lungen, Milz und Dünndarm. Die wichtigsten Aufgaben der Bauchspeicheldrüse sind die Produktion von Insulin für den Zuckerstoffwechsel und von verschiedenen Verdauungsenzymen, z.B. für die Spaltung von Kohlenhydraten, Fetten und Eiweiß, die in den Dünndarm abgesondert werden.

Wenn größere Eiweiß- oder Fettmoleküle im oberen Teil des Dünndarmes nicht gespalten werden, gelangen sie in tiefere Darmabschnitte, wo sie nichts zu suchen haben. Im Dickdarm stürzen sich dann die dort angesiedelten Darmbakterien auf die willkommene Zusatznahrung, verdauen sie und entwickeln Darmgase. In der Folge treten Blähungen, Völlegefühl und Bauchschmerzen auf.

Nach einem fetten Gänsebraten sind die Beschwerden nochmal deutlich verstärkt. Mitunter kommt es auch zu Durchfällen.

Wenn die Verdauungsenzymproduktion nachlässt, führt dies zu einer Bauchspeicheldrüsenschwäche. Die Bauchspeicheldrüse stellt nicht mehr so viele Enzyme her, wie der Darm für die Verdauung der Nahrungsstoffe benötigt.

Ursachen der Bauchspeicheldrüsenschwäche

- immer wiederkehrende oder chronische Bauchspeicheldrüsenentzündungen (Pankreatitis)
- Autoimmunprozesse, die die Bauchspeicheldrüse angreifen
- bei Diabetes mellitus Typ 1 besteht eine größere Wahrscheinlichkeit, dass das Immunsystem irgendwann auch das Pankreasgewebe angreift

In den meisten Fällen kann aber keine klare Ursache entdeckt werden. Im Alter lässt die Funktion vieler Organe kontinuierlich nach. Die Muskeln werden langsam schwächer, die Nieren können das Blut nicht mehr so gut reinigen und die Drüsen können nicht mehr so viele Hormone oder Enzyme wie im jugendlichen Alter produzieren. Dies trifft in gleicher Weise auch auf die Bauchspeicheldrüse zu.

Laktoseintoleranz

Bei einer Allergie können manchmal geringste Spuren eines Allergens zu einer bedenklichen, im Extremfall sogar lebensbedrohlichen allergischen Reaktion führen. Bei der Laktoseintoleranz ist dies anders.

In unserer Darmschleimhaut haben wir ein Enzym namens Laktase. Dieses spaltet die mit der Nahrung aufgenommene und in Milch enthaltene Laktose (Milchzucker), sodass sie aufgenommen und im Körper verwertet werden kann. Fehlt dieses Enzym oder wird zu wenig davon gebildet, können nur sehr geringe Mengen Laktose vertragen werden. Man spricht daher von einer Laktoseintoleranz und nicht von einer Laktoseallergie.

Hier werden – abhängig von der Ausprägung der Laktoseintoleranz – mitunter noch bedeutsame Mengen gut vertragen. Betroffene reagieren nicht nur auf pure Milch, sondern auch auf Joghurt, Milcheis und milchhaltige Desserts. Doch erst wenn eine bestimmte Schwelle, die individuell sehr unterschiedlich ist, überschritten wird, treten Symptome auf:

- Völlegefühl und Blähungen
- der Leib ist aufgetrieben
- krampfartige Schmerzen
- evtl. dünne Stühle

Die Toleranzschwelle ist bei jedem anders

Nach einigen Stunden setzt langsam eine Erleichterung ein. Während jemand ohne Laktoseintoleranz 30 g oder mehr gut verträgt, führt diese Menge bei Betroffenen zu besagter Symptomatik. Die Schwelle kann bei 10 g liegen oder auch schon bei 5 g. Sehr Empfindliche bemerken bereits bei einer Menge von 1 g oder weniger deutliche Beschwerden. Schätzungsweise leiden 14 Prozent – also jeder Siebte – an einer mehr oder weniger stark ausgeprägten Form.

Lediglich in der hellhäutigen Weltbevölkerung hat sich der Verzehr von Milchprodukten in den letzten tausend Generationen durchgesetzt, der Rest der Welt verträgt im Erwachsenenalter keine Laktose mehr. Wenn Ihnen auch Getreideprodukte Probleme machen, sollten Sie auch an eine einheimische Sprue (Zöliakie) denken. Dabei wird das Gluten (Klebereiweiß) in bestimmten Getreidesorten nicht vertragen und häufig geht damit auch die Fähigkeit, Laktose zu spalten, verloren.

Fruktoseintoleranz

Fruktose (Fruchtzucker) wird üblicherweise nur langsam im Darm aufgenommen. Bei einigen Menschen geschieht dies noch langsamer, weshalb sie bereits bei relativ kleinen Mengen Beschwerden bekommen. Es handelt sich dabei nicht um eine Allergie. Bei einer Allergie können nämlich manchmal geringste Spuren eines Allergens zu einer allergischen Reaktion führen.

Etwa 2 bis 5 Prozent der Bevölkerung, einige Schätzungen gehen sogar von bis zu 30 Prozent aus, leiden an Fruktoseintoleranz. Wobei die meisten dann nur eine leichte Form haben und kleinere Mengen gut vertragen können.

Bei der Fruktoseintoleranz ist dies anders. Hier werden – abhängig von der Ausprägung der Fruktoseintoleranz – mitunter noch bedeutende Mengen gut vertragen. Erst wenn eine bestimmte Schwelle, die individuell sehr unterschiedlich sein kann, überschritten wird, treten Beschwerden auf.

Ein Stück Obst oder ein Glas Saft verursachen Völlegefühl und Blähungen. Der Leib ist aufgetrieben, mitunter kann es zu krampfartigen Schmerzen des Bauches kommen und eventuell müssen Sie dünne Stühle entleeren.

Auch in normalem Zucker steckt Fruktose

Während der Erwachsene ohne Fruktoseintoleranz 30 g oder mehr gut vertragen kann, führt diese Menge bei der Fruktoseintoleranz zu besagter Symptomatik. Die Schwelle kann bei 10 g liegen oder auch schon bei 5 g. Sehr Empfindliche bemerken bereits bei einer Menge von 1 g oder weniger deutliche Beschwerden.

Nach der Ausprägung der Fruktoseintoleranz muss sich dann auch die Strenge der diätetischen Maßnahmen richten. Besonders fatal: Fruchtzucker ist – anders als der Name vermuten lässt – keineswegs nur in Früchten und Fruchtprodukten enthalten. Üblicher Haushalts- oder Kochzucker besteht aus Rüben- oder Rohrzucker. Dabei handelt es sich um einen Zweifachzucker (Disaccharid). Er besteht zur Hälfte aus Glukose und aus Fruktose. Darum gibt es bei Fruktoseintoleranz auch eine Unverträglichkeit gegenüber allen mit normalem Zucker hergestellten Lebensmitteln.

Sorbitintoleranz

Bauchschmerzen, Blähungen und Durchfall können natürlich auf vielen Ursachen beruhen. Doch falls Sie zuckerfreie Bonbons oder Kaugummis im Verdacht haben, Ihre Beschwerden herbeizuführen, ist die Wahrscheinlichkeit hoch, dass es sich um eine Sorbitintoleranz handelt. Sorbit, auch als Sorbitol, Glucitol oder Hexanhexaol bezeichnet, ist ein Zuckeralkohol, der aus Glukose gewonnen und normalerweise im Dünndarm abgebaut wird. Es wird vielen Diabetiker-Produkten und zuckerfreien Lebensmitteln (z. B. Kaugummis) zugesetzt.

Um sicher zu sein, dass auch wirklich der Verzehr von Sorbit die Ursache ist, ist es empfehlenswert, zunächst konsequent ein Ernährungs-Tagebuch zu führen. Ändern Sie Ihre Ernährungsgewohnheiten erst einmal nicht, damit das Ergebnis nicht verzerrt wird.

Glutenunverträglichkeit

Im Jahre 1888 wurde erstmals ein Krankheitsbild beschrieben, welches wir heute als einheimische Sprue bzw. Zöliakie bezeichnen. Erst in der Mitte des letzten Jahrhunderts entdeckte der Holländer Dicke den Weizeninhaltsstoff Gluten, also das Getreide-Klebereiweiß als Auslöser der Erkrankung. Gluten ist der Stoff, der beim Backen dafür sorgt, dass der Teig zusammenhält. Bei einer Glutenunverträglichkeit, bekommt man Schwierigkeiten beim Verzehr von Weizen, Dinkel, Roggen, Hafer und Gerste und daraus hergestellten Produkten. Die Symptome sind vielfältig:

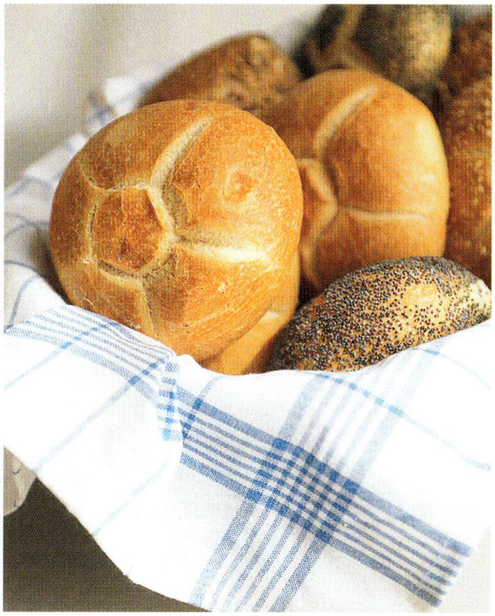

▲ Backwaren aus Weizen, Dinkel oder Roggen sind die Übeltäter.

Durchfälle, Blähungen, Völlegefühl, Erbrechen, Appetitlosigkeit oder auch Gewichtsverlust.

Die Glutenunverträglichkeit wird nicht vererbt, wohl aber die Anlage hierzu. Man nennt dies auch eine genetische Disposition. Während Glutenantikörper bei 0,1 bis 0,5 Prozent der Bevölkerung nachgewiesen werden können, ist dies bei 5 bis 10 Prozent der Verwandten ersten Grades von Patienten mit Glutenunverträglichkeit der Fall.

Unklare Bauchbeschwerden? Untersuchung lohnt sich!

Bei etwa 5 Prozent aller Patienten mit angeblichem Reizdarmsyndrom findet sich eine Glutenunverträglichkeit. Bei allen nahen Verwandten von Patienten mit Glutenunverträglichkeit und bei Patienten mit unklaren Bauchbeschwerden lohnt sich also eine Diagnostik zum Nachweis oder Ausschluss der Glutenunverträglichkeit.

Die Glutenunverträglichkeit ist eine Autoimmunerkrankung, bei der sich das Immunsystem gegen körpereigenes Gewebe richtet. Nicht selten bestehen auch andere Autoimmunerkrankungen wie z. B. Diabetes, Rheuma oder Typ-1-Diabetes.

Das Immunsystem der Patienten mit einer Glutenunverträglichkeit erkennt das harmlose Gluten als etwas Feindliches. Es wird daher angegriffen, so wie ein Bakterium oder ein Virus angegriffen wird. Die Antikörper richten sich aber nicht nur gegen das Gluten, sondern auch gegen körpereigene Substanzen. Die Dünndarmschleimhaut wird ebenfalls beeinträchtigt. Wenn die Zotten bei einer fortgeschrittenen Glutenunverträglichkeit verschwunden sind, können Fette, Vitamine und Mineralstoffe nur noch sehr schlecht verwertet werden. Es kommt daher zu Durchfällen und Blähungen.

Histaminintoleranz

Bei allergischen Reaktionen spielt Histamin als Botenstoff eine wichtige Rolle. Es ist für eine Vielzahl der allergischen Symptome mitverantwortlich. Es ist jedoch auch möglich, dass durch hohe Histaminspiegel im Blut allergische Symptome auftreten, ohne dass eine Antigen-Antikörper-Reaktion wie bei einer »richtigen« Allergie stattgefunden hat. Solche Reaktionen treten auf, wenn die Betroffenen histaminreiche Lebensmittel zu sich nehmen oder wenn Lebensmittelzusatzstoffe oder Medikamente eingenommen werden, die die Histaminfreisetzung begünstigen. Die Folge:

Das Enzym Diaminoxidase baut Histamin ab. Wenn dessen Funktion eingeschränkt ist, können auch kleinere Histaminbelastungen zu allergischen Symptomen führen. Etwa 1 Prozent der Bevölkerung weist eine solche Histaminintoleranz auf.

Durchfall, Blähungen, Übelkeit oder gar Atembeschwerden.
Zu den Lebensmitteln gehören beispielsweise Rotwein, Eingelegtes, Geräuchertes wie Wurst oder Schinken, Meeresfrüchte, reife Käsesorten, aber auch Kaffee, Schokolade, Soja oder Sauerkraut. Doch auch Medikamente wie Aspirin oder Antirheumatika und Zusatzstoffe in Lebensmitteln können Beschwerden verursachen.

Auch körperliche Anstrengungen und seelische Belastungen können zu einer vermehrten Histaminfreisetzung führen. Daher ist sehr leicht eine Verwechslung mit dem richtigen Reizdarm möglich.

Nahrungsmittelallergien

Tritt bei Ihnen immer wieder nach bestimmten Nahrungsmitteln dieselbe Reaktion auf? Beispielsweise

Durchfälle, Krämpfe oder Ebrechen. Wenn schon Allergien gegen Pollen bekannt sind und wegen Bauchbeschwerden der Verdacht auf Nahrungsmittelallergien besteht, lohnt es sich besonders, auch nach Nahrungsmittelallergien zu fahnden. Wann immer der begründete Verdacht auf eine Allergie besteht, sollten Allergietests zur Bestätigung (oder zur Widerlegung) des Allergieverdachtes durchgeführt werden. Der wichtigste Allergietest ist aber Ihre genaue Beobachtung!

Wenn Sie allergisch auf ein bestimmtes Lebensmittel reagieren, ist es aufgrund der Ähnlichkeit bestimmter Eiweiße in verschiedenen Lebensmitteln wahrscheinlich, dass der Körper auch auf die anderen Lebensmittel reagiert. Das kann so sein, muss aber nicht so sein. Der Allergiker, der »seine Lebensmittel« objektiv und subjektiv als Symptome auslösend erkannt hat, sollte auch auf die möglichen Kreuzallergene – dies ist der Fachbegriff – achten.

Info

Denken Sie auch an Kreuzallergien

Wenn Sie allergisch auf Erdnüsse sind, dann sind auch Allergien z. B. gegen andere Nüsse, Steinobst, Erbsen, Kichererbsen, Soja und Tomaten möglich aber nicht zwingend. Wer Ananas nicht verträgt, hat häufig auch Probleme mit Avocado, Kiwi und Papaya. Allergien auf Buchweizen gehen häufig einher mit Unverträglichkeiten auf Reis, Soja, Hafer, Kürbis und Sonnenblumenkernen. Ihr Allergologe sollte Sie unbedingt über die möglichen Kreuzallergene informieren. Bestehen Sie darauf und lassen Sie sich ggf. entsprechende Listen geben.

Meine Symptome als Kopiervorlage

DATUM:

MORGENS	**Was haben Sie gegessen oder getrunken?** **z. B. ein Wurstbrot, ein Glas Milch**	**Gefühle: Stress, Ärger, Entspannung etc.** **z. B. Streit mit dem Chef, Prüfungsstress**	**Wann traten die Beschwerden auf?** **z. B. $^1/_2$ Stunde nach dem Essen**
Blähungen			
aufgetriebener Bauch			
Völlegefühl			
Übelkeit			
Bauchkrämpfe			
Durchfall			
Schleimabgang			
Blut im Stuhl			
Verstopfung			
Gefühl nicht vollständiger Entleerung			
MITTAGS	**Was haben Sie gegessen oder getrunken?** **z. B. ein Wurstbrot, ein Glas Milch**	**Gefühle: Stress, Ärger, Entspannung etc.** **z. B. Streit mit dem Chef, Prüfungsstress**	**Wann traten die Beschwerden auf?** **z. B. $^1/_2$ Stunde nach dem Essen**
Blähungen			
aufgetriebener Bauch			
Völlegefühl			
Übelkeit			

Bauchkrämpfe			
Durchfall			
Schleimabgang			
Blut im Stuhl			
Verstopfung			
Gefühl nicht vollständiger Entleerung			
ABENDS	**Was haben Sie gegessen oder getrunken?** **z. B. ein Wurstbrot, ein Glas Milch**	**Gefühle: Stress, Ärger, Entspannung etc.** **z. B. Streit mit dem Chef, Prüfungsstress**	**Wann traten die Beschwerden auf?** **z. B. $^1/_2$ Stunde nach dem Essen**
Blähungen			
aufgetriebener Bauch			
Völlegefühl			
Übelkeit			
Bauchkrämpfe			
Durchfall			
Schleimabgang			
Blut im Stuhl			
Verstopfung			
Gefühl nicht vollständiger Entleerung			

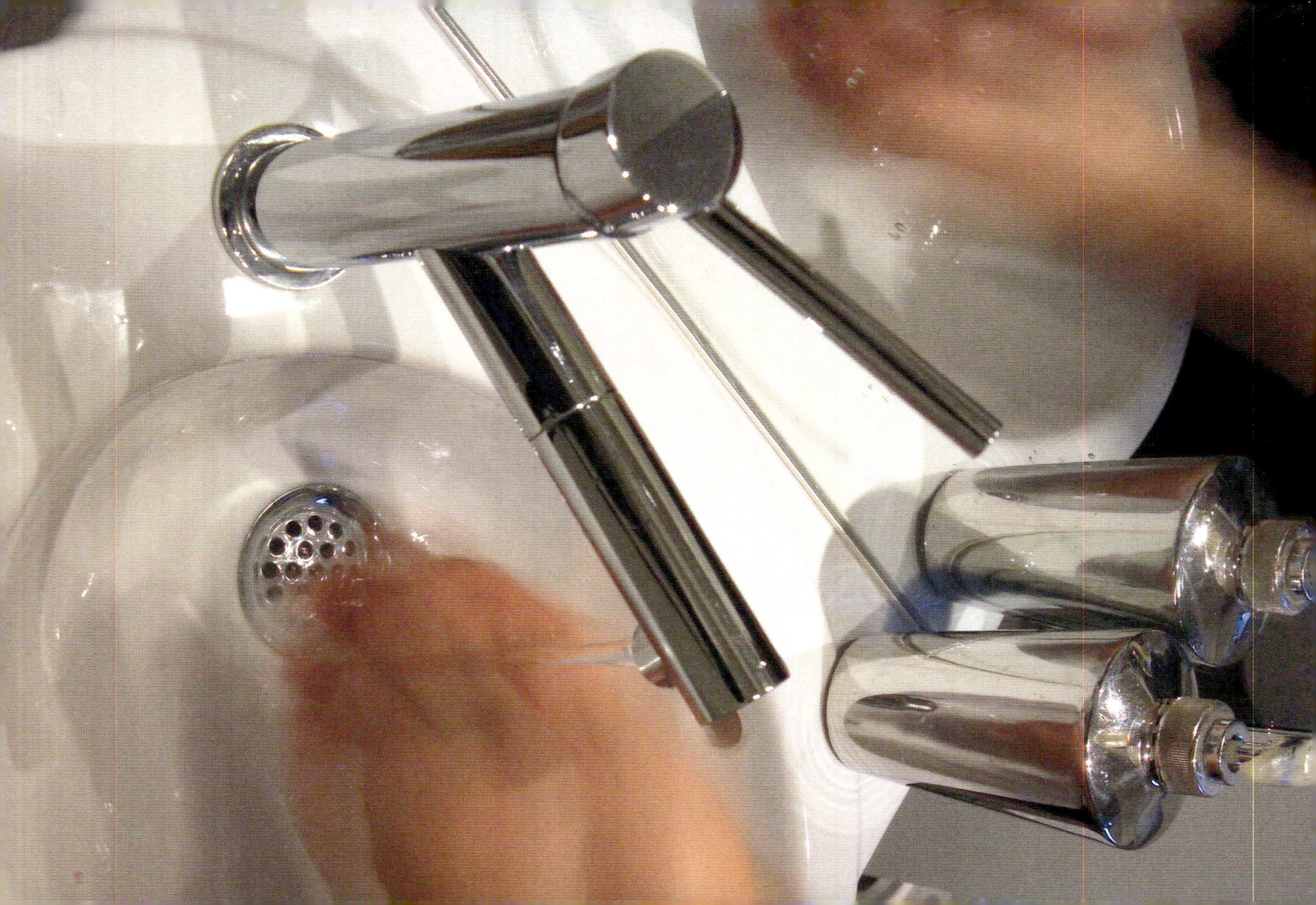

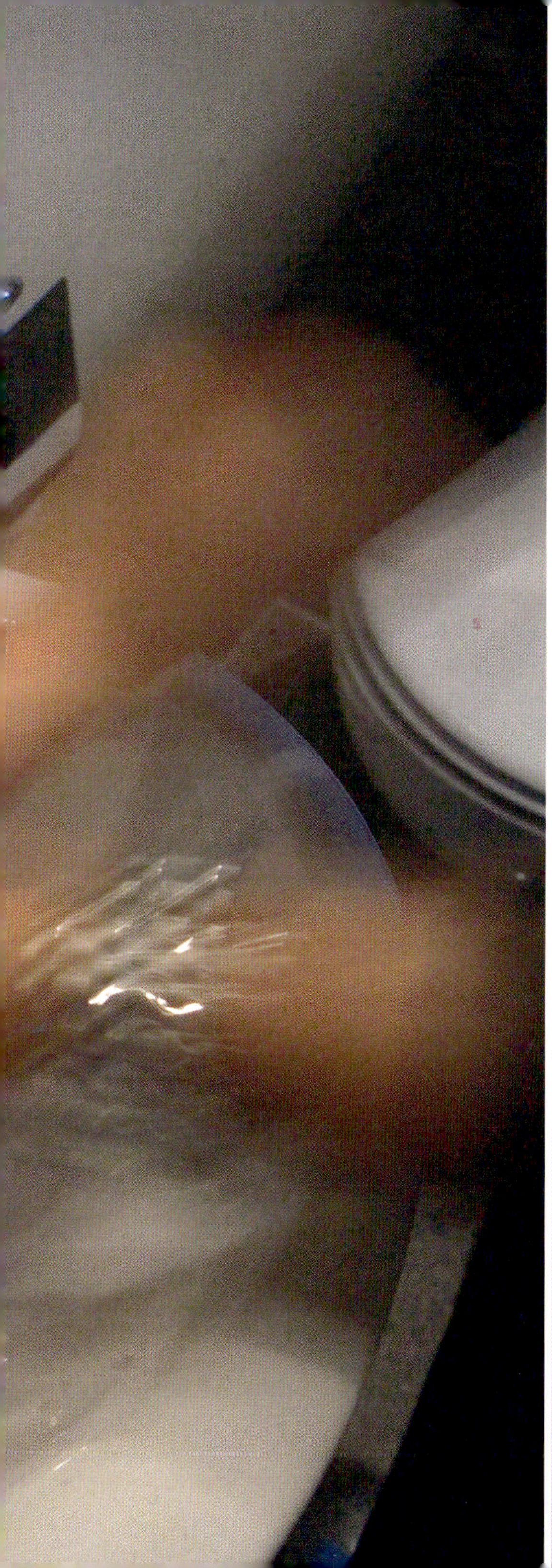

2 Diagnose

Diagnostik – was ist wirklich sinnvoll?

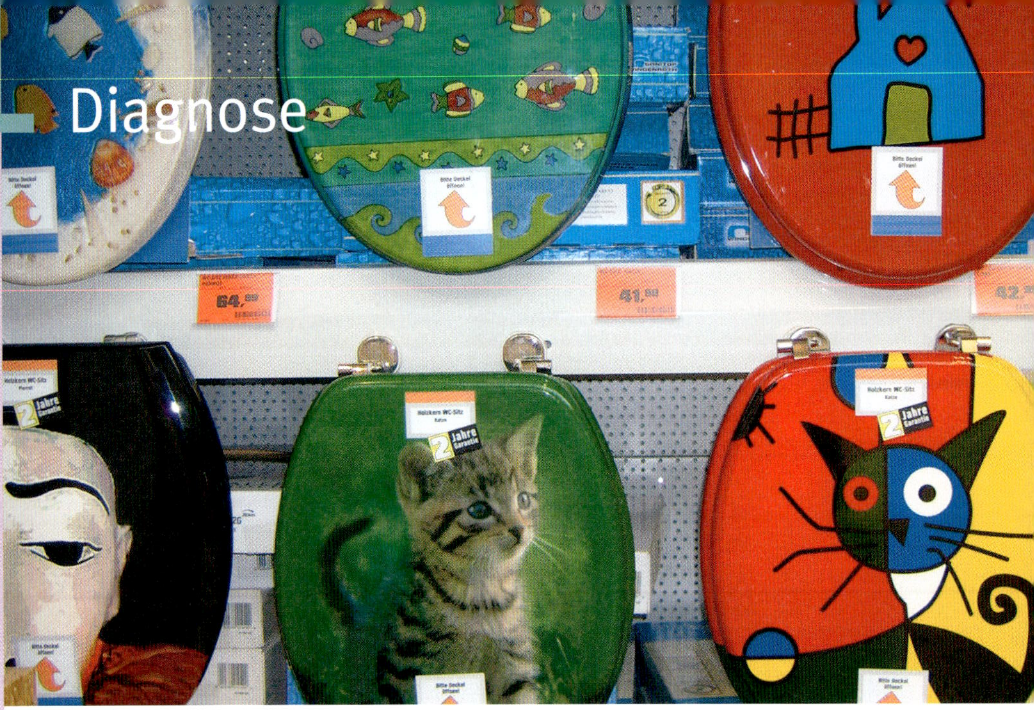

Warum Spiegelungen nicht immer weiterhelfen

Hausärzte überweisen Patienten mit Reizdarmbeschwerden irgendwann zum Gastroenterologen, dem Facharzt für Magen und Darm. Dieser greift meist ohne langes Zögern zum Schlauch. Einmal hinten rein und – wenn wir schon mal dabei sind – einmal vorne rein (keine Sorge, er verwendet dafür unterschiedliche Schläuche!). In aller Regel stellt sich heraus, dass Magen- und Darmschleimhaut intakt und gesund sind. Da ja nichts Organisches gefunden wurde, muss daher ein Reizdarm vorliegen. Allerdings ist eine Darmspiegelung (Koloskopie) bei Beschwerden wie Blähungen meist nutzlos. Ebenso wie eine Magenspiegelung (Gastroskopie).

Damit wir uns nicht falsch verstehen: Sowohl die Gastroskopie als auch die Koloskopie sind hervorragende diagnostische Maßnahmen, die ich aus dem Repertoire einer modernen Medizin nicht mehr missen möchte. Bei Magen- und Dünndarmgeschwüren oder bei Dickdarmdivertikeln (Aussackungen der Darmwand), -polypen (gutartigen Wucherungen) oder -karzinomen (Krebs) gibt es keine bessere Diagnostik. Wenn Sie etwa starke Magenschmerzen haben, die nicht nach einigen Tagen, spätestens Wochen wieder verschwinden, sollten Sie sich unbedingt den Magen spiegeln lassen. Wenn Sie Blut im Stuhl haben (oder routinemäßig alle zehn Jahre ab dem 55. Lebensjahr), sollten Sie eine Darmspiegelung vornehmen lassen. Bei Reizdarmbeschwerden sind diese Maßnahmen hingegen unnötig und unsinnig.

Es gibt praktisch kein Krankheitsbild, welches die Beschwerden Blähungen, den Wechsel zwischen Durchfall und Verstopfung oder gelegentlichen Darmkrämpfen zu erklären vermag und welches mit einer Darm- oder Magenspiegelung erkannt werden könnte.

»Vor die Therapie haben die Götter die Diagnostik gestellt!« lautet eine alte Ärzteweisheit. Wann immer möglich, sollte man sich um eine Abklärung der Ursachen einer Krankheit oder Befindensstörung bemühen, um dann auch eine sinnvolle, ursächliche Therapie in die Wege leiten zu können.

Ausnahme: Ein Darmkrebs im fortgeschrittenen Stadium kann auch einmal zu Blähungen, Wechsel des Stuhlverhaltens und Darmkrämpfen führen. Oft ist dann der Stuhl aber auch bleistiftförmig oder schafsköttelartig. Meist weist der Stuhl in einem solchen Stadium auch Blut auf oder der Patient hat bereits an Gewicht abgenommen. Bei Verdacht auf Krebs oder Darmentzündung ist die Koloskopie indiziert!

Warum werden diese Untersuchungen so häufig durchgeführt?

Zur Erklärung ein Witz (Sie werden ihn vielleicht gar nicht so witzig finden): Ein Betrunkener kniet nachts auf dem Bürgersteig und scheint im Licht einer Straßenlaterne etwas zu suchen. Ein Polizist kommt hinzu und fragt den Betrunkenen, was er denn suche. »Isch schuche meinen Schülüssel!«, lautet die gerade noch verständliche Antwort. Der nette Polizist hilft beim Suchen. Aber die beiden werden nicht fündig. Nach einiger Zeit fragt der Polizist entnervt, ob der Betrunkene den Schlüssel denn überhaupt hier verloren habe. »Nö,« antwortet dieser, »den haabe ich daaahinten am Ende der Strahasse valorn.« »Ja, warum suchen Sie dann überhaupt hier?«, will der nun schon leicht gereizte Polizist wissen. »Weil hier dasch Licht soo guut ist!«

Sie haben den Sinn verstanden: Der Gastroenterologe ist der Betrunkene (nein, ich behaupte nicht, dass alle Gastroenterologen betrunken sind, das ist jetzt nur metaphorisch gemeint) und die Darmspiegelung ist die Straßenlaterne. Der Gastroenterologe nimmt eben das, was er hat und was er gut kann (nebenbei, es wird auch noch ganz gut abgerechnet). Die unten aufgeführten, wirklich wegweisenden Verfahren kennt er schlichtweg nicht (Ausnahmen bestätigen die Regel).

Folgen Sie mir auf dem Weg zum »anderen Ende der Straße«, lassen Sie uns eine Taschenlampe (dieses Buch) mitnehmen und den »Schlüssel« zum Verständnis Ihrer Beschwerden finden!

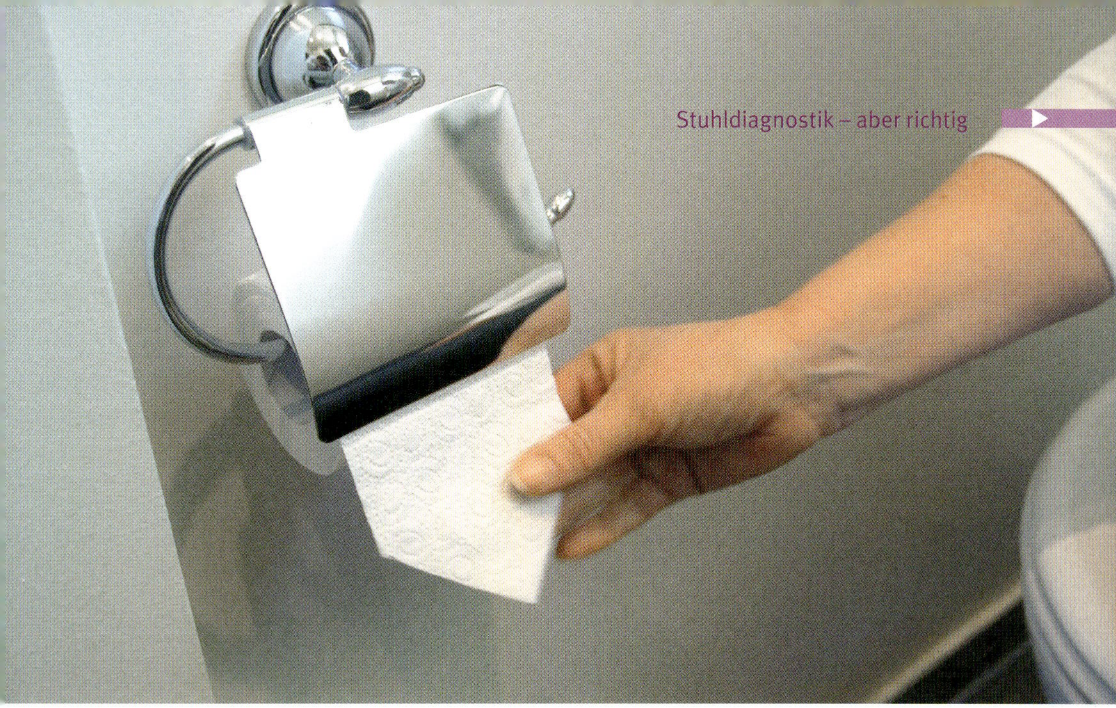

Stuhldiagnostik – aber richtig

Blähungen gehören naturgemäß in das Gebiet der Gastroenterologie, der Wissenschaft vom Magen-Darm-Trakt. Wenn Sie wegen Blähungen den Gastroenterologen, also den Facharzt für Erkrankungen des Magen-Darm-Trakts aufsuchen, wird er wahrscheinlich eine Untersuchung des Stuhls auf verstecktes Blut und Bakterien wie Salmonellen oder Yersinien oder Parasiten (meist nach Auslandsaufenthalten, z.B. Amöben, Würmer, Giardia lamblia) sowie gegebenenfalls eine Magen- und/oder eine Darmspiegelung veranlassen. Die Gastro- und Koloskopie wurde ja schon gebührend »gewürdigt«.

Dass aus dem Stuhl wesentlich mehr Informationen als nur das möglicherweise vorhandene Blut gewonnen werden können, steht zwar in jedem Lehrbuch der Inneren Medizin, wird aber unverständlicherweise von den meisten Ärzten nicht umgesetzt.

Info
Eine Magen-/Darmspiegelung kann gut abgerechnet werden, während eine subtile Stuhldiagnostik das Laborbudget sprengt und sogar zu Regressforderungen seitens der Krankenkasse führen kann.

Nicht unerwähnt bleiben soll in diesem Zusammenhang, dass die Früherkennungsuntersuchungen (z.B. Test auf verstecktes Blut, Koloskopie ab einem bestimmten Alter bzw. bei erhöhtem familiären Risiko ggf. auch früher) selbstverständlich durchgeführt werden sollten.

Die wenigen Ärzte, die sich damit auskennen, führen die unten aufgeführte Diagnostik als Privatabrechnung oder IGeL (Individuelle Gesundheitsleistung) durch. Blähungen werden in unserem Gesundheitssystem eben nur als Befindensstörung angesehen, wofür die gesetzlichen Kassen nicht aufkommen. Die nachfolgend aufgeführten Untersuchungen sind sämtlich schulmedizinisch anerkannt, wenig invasiv (eine Stuhlprobe ist zwar etwas unangenehm, tut aber nicht weh und hat keine Nebenwirkungen) und auch relativ preiswert – etwa im Vergleich zu einer Darmspiegelung.

Wichtig: Untersuchung nach Verdauungsrückständen

Bei dieser Untersuchung kann man prima erkennen, ob Fette, Fettsäuren oder Stärke nicht vollständig verdaut werden und so in den Dickdarm gelangen, wo sie nicht hingehören und heftige Blähungen verursachen.

Die einfachste und wichtigste Untersuchung ist für mich die Untersuchung nach Verdauungsrückständen.

Wenn sich Verdauungsrückstände nicht nachweisen lassen, ist eine verminderte Aufnahme von Nährstoffen (Malabsorptionssyndrom) praktisch ausgeschlossen, die weiteren Untersuchungen erübrigen sich meist. Die Diagnose eines Reizdarms wird dann wahrscheinlicher. Finden sich aber Verdauungsrückstände, so ist irgendetwas mit der Verdauung wirklich nicht in Ordnung. Die Ursache dieser Aufnahmestörung muss noch weiter abgeklärt werden, wozu die folgenden Untersuchungen geeignet sind. Die Untersuchung auf Ausnutzung, die nur wenige Euro kostet, ist für mich die wichtigste **Screeninguntersuchung** bei Blähungen.

Info

Vollwertkost beeinflusst Untersuchungsergebnis

Die Ernährung kann die Untersuchung nach Verdauungsrückständen mitunter beeinflussen. So weist der Stuhl von Vegetariern keine Muskelfasern auf. Und Menschen, die viel Salat, Rohkost oder grobe Vollkornprodukte (z.B. Brot mit ganzen Körnern oder grobem Schrot) verzehren, haben nicht selten den Wert »Stärke« im Stuhl positiv. Dann sollte das Kauverhalten unbedingt intensiviert werden.

Wichtig: Untersuchung nach Fetten

Einige Labore untersuchen nur die Fette. Manche differenzieren jedoch noch nach Fetten und Fettsäuren. Diese Unterscheidung hat sich für meine diagnostischen Bemühungen oft als sehr wegweisend erwiesen. Sind nur die Fette im Stuhl erhöht, die Fettsäuren aber nicht, dann muss die Ursache der Störung im oberen Teil des Dünndarms liegen (die Spaltung der Fette ist gestört, die abgespaltenen Fettsäuren können im weiteren Verlauf des Darms aber dann gut aufgenommen werden). Ursache ist nahezu immer eine Störung der Galle oder der Bauchspeicheldrüse. Sind hingegen Fette und Fettsäuren erhöht, kann es sich um eine Entzündung oder um eine Nahrungsmittelunverträglichkeit handeln. Leider bieten nur wenige Labore diese subtile Stuhldiagnostik an.

Achtung: Viele Menschen mit einer Fettverdauungsstörung essen sehr fettarm (weil sie ja sonst noch mehr Beschwerden bekommen). Essen Sie an den drei Tagen vor der Stuhlabgabe wenigstens halbwegs so fettreich wie ein Durchschnittsbürger. Wenn Sie Fett aus dem Weg gehen, kann es sein, dass der Stuhlbefund verzerrt wird, obwohl Sie Fett nicht gut verdauen können.

Befunde: So lesen Sie sie richtig

Aus dem Stuhl können wesentlich mehr Informationen gewonnen werden als nur möglicherweise vorhandenes Blut. Hier erfahren Sie, was Ihr Befund zu bedeuten hat.

Befund: Pankreas-Elastase 1

Eiweiß und Fett können nur dann richtig verwertet werden, wenn die Bauchspeicheldrüse arbeitet und ausreichend Enzyme bereitstellt. Liegt jedoch eine **Bauchspeicheldrüsenschwäche** vor (Seite 31), können Eiweiße und Fette nicht richtig gespalten werden, gelangen in den Dickdarm, wo sie mithilfe der dort vorhandenen Bakterien zu Blähungen führen. Anhand der Höhe der Pankreas-Elastase 1 kann man auch feststellen, ob eine leichte, eine mäßige oder eine schwere Form vorliegt. Die Werte können allerdings von Untersuchung zu Untersuchung leicht variieren. Bei sehr dünnen Stühlen oder gar wässrigen Durchfällen kann die Pankreas-Elastase 1 auch einmal falsch zu niedrig ausfallen. Eine grobe Abschätzung der Funktion ist unter Berücksichtigung der Stuhlkonsistenz allerdings schon möglich.

Befund: PMN-Elastase

Die PMN-Elastase ist ein Enzym, das in weißen Blutkörperchen vorkommt. Finden wir dieses Enzym vermehrt im Stuhl, ist dies ein Hinweis auf eine erhöhte Aktivität weißer Blutkörperchen im Darm. Die weißen Blutkörperchen sind die Polizisten unserer Immunabwehr und bei jeder Entzündung aktiv – sei es bei der Abwehr von Krankheitserregern oder einer Autoimmunerkrankung. Bei gereizter Darmschleimhaut lassen sich daher leichte Erhöhungen der PMN-Elastase finden. Bei einer massiven Darmentzündung (z.B. Morbus Crohn/Colitis ulcerosa) sind die Werte deutlich erhöht. Die Verdachtsdiagnose sollte dann mit einer Koloskopie (Darmspiegelung) bestätigt werden. Bei Darmschleimhautreizungen oder -entzündungen kommt es häufig zu Blähungen, weil meist auch die Fettverdauung gestört ist.

Weitere Entzündungsmarker sind Calprotectin und Lactoferrin. Wenn man es ganz genau wissen will, kann man alle Marker bestimmen und erzielt so eine sehr hohe Sensibilität für entzündliche Prozesse im Darm.

Befund: α1-Antitrypsin

Das Enzym α1-Antitrypsin ist oft erhöht, wenn Entzündungen bestehen oder die Darmschleimhautpermeabilität beeinträchtigt ist. Das bedeutet, dass die Durchlässigkeit gestört ist. Normalerweise können nur sehr kleine Moleküle aus dem Darm durch die Schleimhaut in den Körper gelangen. Große Moleküle passieren nur in geringer Menge die Schleimhaut. Anders ist dies bei gestörter Permeabilität, d.h. bei vergrößerter Durchlässigkeit. Dies wird auch als Leaky Gut, als Leck im Darm, bezeichnet.

Durch die Belastung des Körpers mit Fremdeiweißen können sich dann leichter Nahrungsmittelallergien entwickeln, die wiederum zu einer gestörten Fettverdauung und damit zu Blähungen führen.

Befund: Gallensäuren

Die Leber produziert Gallensäuren, die Gallenblase speichert sie und gibt sie, während Sie essen, in den Dünndarm ab. Die Gallenflüssigkeit bildet eine Emulsion aus den fettigen und wässrigen Anteilen des Nahrungsbreies. Im Endteil des Dünndarms werden die Gallensäuren dann wieder fast vollständig aufgenommen. Nach Bestrahlungen im Unterleib, operativer Entfernung des Endteils des Dünndarms oder wenn Dickdarmbakterien in den Dünndarm übergewuchert sind, ist die Aufnahme der Gallensäuren mehr oder weniger stark behindert – **Gallensäureverlustsyndrom** (Seite 27). Die Gallensäuren gelangen in den Dickdarm, wo sie die Schleimhaut irritieren, Dickdarmkrebs begünstigen (konjugierte Gallensäuren sind potenzielle Co-Karzinogene) und zu Schmerzen, Blähungen und Durchfällen führen können.

Befund: Gluten-/Gliadin-Antikörper

Eine Studie hat ergeben, dass bei etwa 5 Prozent aller Patienten mit der Diagnose Reizdarm in Wirklichkeit eine **Glutenunverträglichkeit** vorliegt (Seite 25). Betroffene reagieren mit Blähungen und Durchfällen auf Getreideprodukte. Da in Mitteleuropa jeder Mensch praktisch täglich Getreideprodukte verzehrt, können die Beschwerden nicht sicher der Ursache zugeordnet werden – anders als etwa bei Erdbeerallergie, wenn jedes Mal und nur nach Genuss frischer Erdbeeren Bläschen im Mundbereich oder quälende Blähungen auftreten. Erhöhte Antikörperwerte gegen Gluten sind ein Hinweis auf eine Unverträglichkeit, sie sind aber noch nicht beweisend.

Info

Darmfloraanalyse – was sagt der pH-Wert?

Zu oft erlebe ich bei meinen Patienten, dass eine Stuhluntersuchung durchgeführt wurde und dort eine Dysbalance der Darmflora (Dysbiose) mit einem hohen Stuhl-pH (Säure-Basen-Wert) als Hinweis auf einen Fäulnisstuhl gefunden wurde. Diese Untersuchung wird kaum von Gastroenterologen, meist aber von Naturheilärzten oder Heilpraktikern durchgeführt, die daraufhin veranlassen, dass die »fehlenden« Bakterien einfach ersetzt werden. Dabei ist dies eine Behandlung, die fast nie zum Erfolg führt, weil damit die zugrunde liegende Störung, die die Fäulnisprozesse erst in Gang setzt, überhaupt nicht angegangen wird.

Nur mit einer gezielten Diagnostik und einer differenzierten Interpretation der Ergebnisse kann Menschen mit Darmproblemen geholfen werden. Und da die Interpretation der Befunde immer auch die Kenntnis der klinischen Symptomatik voraussetzt, sollte nur ein darin erfahrener Therapeut solche Untersuchungen veranlassen, bewerten und die daraus notwendigen therapeutischen Konsequenzen ziehen.

Auf den folgenden Seiten erfahren Sie, wie Sie Ihre Laborwerte einordnen können.

Laborwerte verstehen

sIgA (sekretorisches Immunglobulin A): Gibt Hinweise auf eine Beeinträchtigung des darmassoziierten Immunsystems, normal > 0,7 mg/g Stuhl.

Ausnutzung: Gibt an, ob Muskelfasern, Stärke und Fette verdaut werden (semiquantitativ), normal 0 bis +, krankhaft ++ bis +++

Fett quantitativ: Fettmenge in Gramm pro 100 Gramm Stuhl, normal kleiner 4,5 g/100 g, erhöhte Werte zeigen eine Fettverdauungsstörung an. Achtung: bei geringer Fettzufuhr kann auch schon ein Wert von 3 g/100 g eine Fettverdauungsstörung bedeuten.

Pankreaselastase 1: Maß für die Fähigkeit der Bauchspeicheldrüse, Verdauungsenzyme zu produzieren, normal > 200 µg/g, kleinere Werte weisen auf eine Bauchspeicheldrüsenschwäche hin.

Alpha-1-Antitrypsin: Darmenzym, normal < 0,27 mg/g, erhöhte Werte können auf eine Entzündung oder auf eine gestörte Integrität der Darmschleimhaut hinweisen.

PMN-Elastase: Darmenzym, normal < 0,06 µg/100 g, erhöhte Werte sprechen für eine entzündliche Darmreaktion.

Gallensäuren: normal < 1,7 µmol/g, erhöhte Werte sprechen für ein Gallensäureverlustsyndrom, die Gallensäuren im Stuhl sind kein Maß für die Gallenproduktion oder -sekretion, sondern nur für die Rückaufnahmefähigkeit im Endteil des Dünndarms.

Gluten-Antikörper (Anti-Gliadin-AK, Anti-Transglutaminase-AK): Antikörper gegen Bestandteile des Klebereiweißes aus bestimmten Getreidesorten, normal < 10 IU/g, erhöhte Werte weisen auf eine Zöliakie oder Glutenempfindlichkeit hin.

Candida-Pilze im Stuhl: Bedeutung wurde in den letzten Jahren überschätzt, geringe Mengen (10^1 bis 10^3 pro Gramm) sind wohl normal, mäßige Belastungen (ca. 10^4 bis 10^5 pro Gramm) sind verdächtig, hohe Belastungen (10^6 pro Gramm oder mehr) sind pathologisch und deuten auf eine Verdauungsstörung oder eine Immunschwäche hin.

Candida-Antikörper im Blut: IgG-Antikörper weisen auf eine vorangegangene Auseinandersetzung des Immunsystems mit Candida hin, hohe IgM- oder IgA-Antikörper finden sich oft bei aktuellen immunologischen Reaktionen, diese Untersuchungen sind teuer und meist überflüssig.

Stuhlflora: Abweichungen einzelner Keime von der Norm weisen auf eine Dysbiose (Fehlbesiedelung) hin. Die oft gesehene Strategie, einen Mangel an E.-coli-Bakterien oder Laktobazillen mit entsprechenden Präparaten zu bekämpfen, ist kurzsichtig und trägt der Komplexität der Darmökologie nicht Rechnung, bei einer Dysbiose sind vorher immer weitere Untersuchungen zur Ursachenklärung durchzuführen.

pH-Wert: normal 6 bis 7, der Säure-Basen-Wert des Stuhls ist also leicht sauer, Werte unter 6 deuten auf übermäßige Gärungsprozesse, Werte über 7 (häufiger) auf übermäßige Fäulnisprozesse hin, vor einer Therapie sollten auch hier weitere Untersuchungen zur Ursachenklärung erfolgen.

Lactoferrin: ≥ 7,25 µg/g, Hinweis auf Entzündung der Darmschleimhaut.

β-Defensin-2: < 8 ng/g Verdacht auf eingeschränkte Darmbarriere, ≥ 60 ng/g Verdacht auf Entzündung der Darmschleimhaut, 8 bis 60 ng/g Wert im Normbereich.

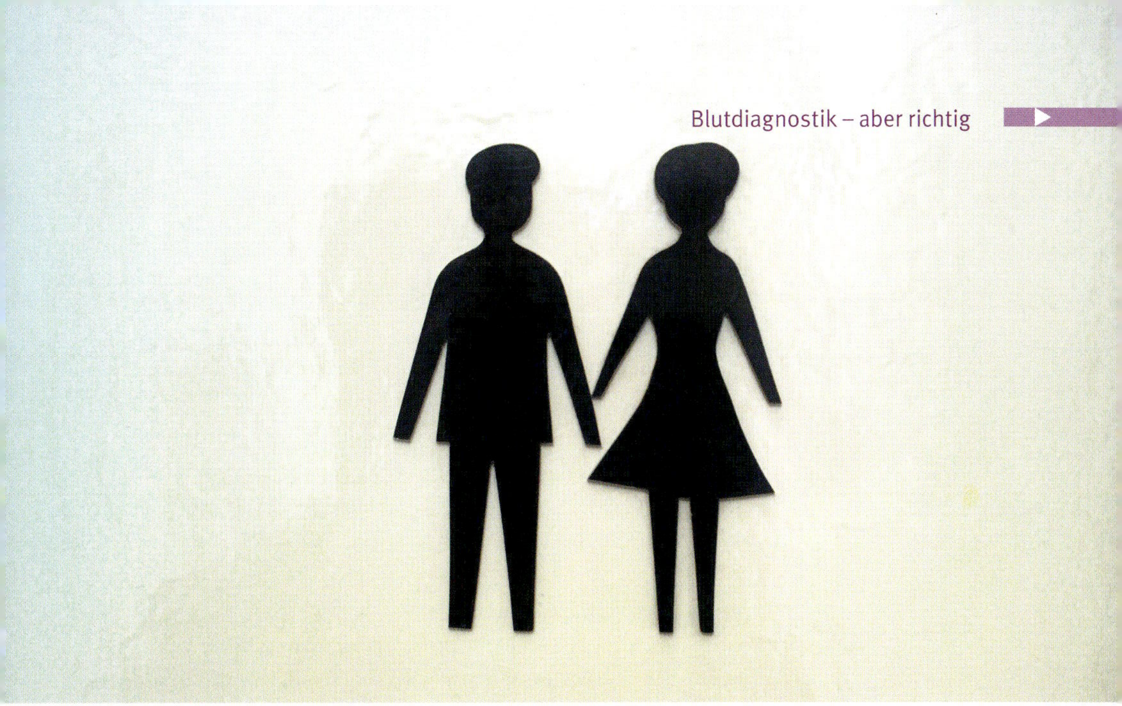

Blutdiagnostik – aber richtig

Meines Erachtens werden schon Stuhluntersuchungen viel zu selten bei Verdauungsstörungen durchgeführt. Noch schlimmer schaut es mit der Blutuntersuchung aus.

Die Aussagekraft bei Reizdarm ist äußerst begrenzt. Mit dem Blutbild erhält man Hinweise auf größere Blutverluste. Mit der Blutsenkung kann man die Aktivität von Entzündungen erkennen, auch im Darm. Diese müsste allerdings schon recht hoch sein, dass sie sich bemerkbar macht. Alle anderen üblichen Blutwerte liefern gar keine Information für Darmerkrankungen.

Die Fahndung nach den üblichen Verdächtigen: Entzündungswerte, Leber- und Nierenwerte, Fette und Cholesterin macht bei Bauchbeschwerden wenig Sinn. Die folgenden Blutuntersuchungen sind wirklich hilfreich beim Aufdecken von Ursachen bzw. um das Ausmaß einer Aufnahmestörung auf die Nährstoffversorgung subtil beurteilen zu können.

Wenn der Arzt überhaupt einmal eine Blutuntersuchung bei Bauchbeschwerden veranlasst, dann fahndet er nach den üblichen Verdächtigen, die er gut kennt: Blutbild, Entzündungswerte, Leber- und Nierenwerte, Fette und Cholesterin.

Nur wenige Untersuchungen machen Sinn

Verdacht auf Nahrungsmittelallergien: Wenn z. B. bei bestimmten Nahrungsmitteln immer wieder Durchfälle oder Blähungen auftreten oder wenn das α1-Antitrypsin erhöht ist oder wenn eine Fettverdauungsstörung gefunden wurde, aus der Stuhluntersuchung aber keine Ursache hierfür hervorgeht, sollte gezielt nach Nahrungsmittelallergien gefahndet werden. Hierzu bietet sich z. B. der RAST-Test an (Seite 70).

Verdacht auf Histaminintoleranz: Nachweisbar sind das Histamin im Blut oder Urin (aber nur während oder kurz nach akuten Beschwerden sinnvoll) sowie das histaminabbauende Enzym Diaminoxidase, das oft im Mangel ist. Die für den Histaminabbau wichtigen Nährstoffe Vitamin B_6, Magnesium und Zink können ebenfalls im Blut bestimmt werden.

Verdacht auf Fettverdauungsschwäche: Wenn Fette nicht gut aufgenommen werden, können auch fettlösliche Vitamine nicht gut resorbiert werden (Vitamine A, D, E und K, www.ganzheits-medizin.de/vitamincheck). Wenig bekannt ist, dass die Fette im Darm mit Mineralstoffen sogenannte Seifen bilden können. Dadurch wird die Aufnahme dieser so gebundenen Mineralien verhindert und Mineralmangelzustände können die Folge sein. Einer dieser Mineralstoffe ist das Magnesium, welches für eine geregelte Verdauung unabdingbar ist (verminderte Funktion der Darmmuskelzellen bei Magnesiummangel). So kann es vorkommen, dass trotz einer Fettverdauungsschwäche, die meist mit dünnen Stühlen einhergeht, auch einmal eine Verstopfung auftritt, was nicht primär an eine Fettverdauungsschwäche denken lassen würde, weil durch den Magnesiummangel eine Verstopfung resultiert, die die eigentliche Aufnahmestörung maskiert (www.ganzheits-medizin.de/mineralcheck).

Die unter lange bestehender Fettverdauungsstörung auftretenden Mangelzustände können weitere Beschwerden nach sich ziehen:

Magnesiummangel → Herzrhythmusstörungen
Vitamin-D-Mangel → Osteoporose
Kaliummangel → Erschöpfung
Zinkmangel → Immunschwäche
Eisenmangel → Blutarmut
Omega-3-Fettsäuremangel → Autoimmunkrankheiten

Es kann also sinnvoll sein, auch gezielt im Blut nach diesen Nährstoffen zu suchen, um bei nachgewiesenem Mangel die fehlenden Nährstoffe auszugleichen.

Wichtige Nährstoffe, die bei Fettverdauungsstörungen im Mangel sein können

- Vitamin D als Marker für fettlösliche Vitamine
- Eisen
- Kalium
- Magnesium
- Zink

Während Vitamin D gut im Serum bestimmt werden kann, ein Eisenmangel am Blutbild bzw. am Serumferritin gefunden werden kann, sollte bei den übrigen Mineralstoffen die viel genauere Vollblutanalyse durchgeführt werden. Mineralstoffe wie Kalium oder Magnesium kommen hauptsächlich in den Zellen vor, das Serum ist nur das Transportmedium. Im Serum kann der Wert noch normal sein, während in den Zellen – also dort, wo es drauf ankommt – bereits ein Mangel vorliegen kann. Daher ist die Vollblutanalyse, die die Blutzellen mit erfasst, der Serumuntersuchung, die üblicherweise durchgeführt wird, weit überlegen.

Laborwerte verstehen

Gesamt-IgE-Antikörper: normal < 100 IU/l, erhöhte Werte zeigen eine Bereitschaft zu Allergien vom Sofort-Typ an (auch bei Parasitenbefall erhöht).

Spezifische IgE- oder IgG-Antikörper: Unterscheidung in sogenannte RAST-Klassen 0 bis 4, je höher die RAST-Klasse, desto größer ist die Wahrscheinlichkeit, auf das untersuchte Lebensmittel zu reagieren. Manche Labore haben RAST 0 bis 6.

DAO (Diaminoxidase): Enzym, welches das für allergische Reaktionen wichtige Histamin abbaut, normal > 10 IU/l, grenzwertig 3 bis 10 IU/l, erniedrigt < 3 IU/l, bei erniedrigten Werten ist eine Histaminintoleranz möglich.

Magnesium im Vollblut: normal 34 bis 36 mg/l, niedrige Werte gehen oft mit Verstopfung einher.

Kalium im Vollblut: normal 1750 bis 1850 mg/l, niedrige Werte gehen oft mit Verstopfung einher.

Vitamin D im Serum: normal > 50 nmol/l, optimal über 100 bis 150 nmol/l, wichtig für die Kalziumaufnahme und daher nicht nur für den Knochen, sondern auch als Allergieschutz wichtig.

Vitamin B_6 im Vollblut: normal 11,3 bis 30 µg/l, wichtig für die Serotoninsynthese, oft bei Reizdarm erniedrigt.

Zink im Vollblut: normal 7,3 bis 7,7 mg/l, wichtig für die Serotoninsynthese, oft bei Reizdarm erniedrigt.

Blutsenkung: normal ≤ 10 mm/h, im Alter geteilt durch 3 ist auch noch normal, zeigt Entzündungsprozesse an.

CRP: normal < 5 mg/l, zeigt Entzündungsprozesse an.

Hämoglobin: normal 12 bis 14 g/dl (Frauen) bzw. 14 bis 16 g/dl (Männer), Blutfarbstoff, für den Sauerstofftransport wichtig, bei Darmentzündungen mit Blutungen oder bei schweren Aufnahmestörungen im Darm (Malabsorption) erniedrigt.

Ferritin: normal 20 bis 400 ng/ml, gibt die Höhe des gespeicherten Eisens an, bei Eisenmangel durch Blutverluste oder Aufnahmestörungen (z. B. bei Kolitis oder Sprue) erniedrigt, viel genauer als das Serumeisen. Werte unter 40 ng/ml sind verdächtig.

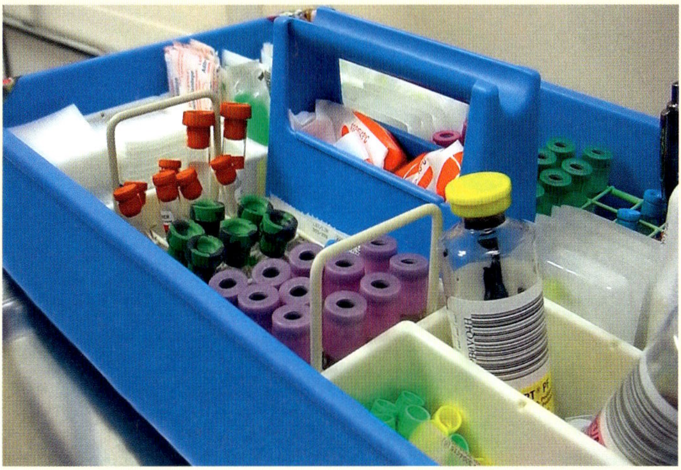

◀ Nur wenige Blutuntersuchungen sind hilfreich beim Aufdecken von Ursachen bzw. um das Ausmaß einer Aufnahmestörung beurteilen zu können.

2 Diagnose

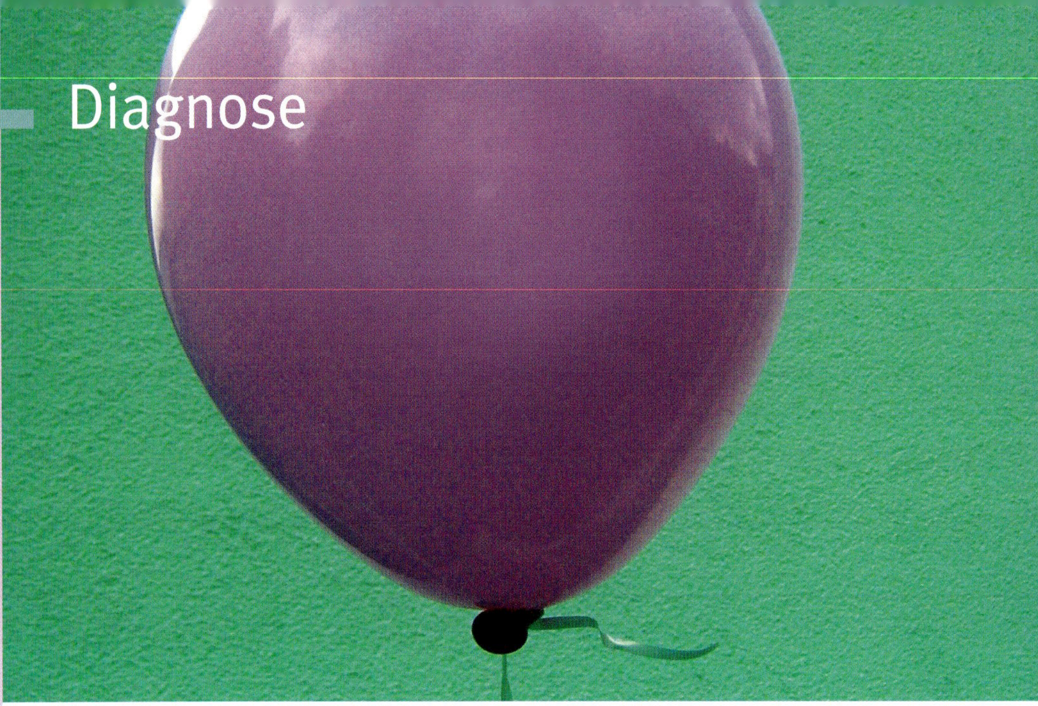

Wie erkenne ich ...

Da Verdauungsbeschwerden meist unspezifisch sind, ergibt es keinen Sinn, auf die Suche nach **dem einen Symptom** zu gehen. Alle im folgenden genannten Erkrankungen können die im Fragebogen aufgeführten (Seite 38) Symptome (außer Blut im Stuhl, welches z.B. für Hämorrhoiden, schwere Darmentzündungen oder Krebs typisch ist) auslösen.

... ein Gallensäurenverlustsyndrom?

Wegweisend ist die erhöhte Ausscheidung von Gallensäure im Stuhl. Mit einer einfachen Stuhlprobe kann man die Gallensäure im Stuhl nachweisen. Diese Untersuchung stellt allerdings keine Standarduntersuchung von Laboren dar. Auf Stuhluntersuchungen spezialisierte Labore können die chologene Diarrhö aber in der Regel im Stuhl nachweisen.

Mit den im Stuhl gemessenen Gallensäurenwerten kann man übrigens nur die Wiederaufnahmefunktion des Dünndarms beurteilen, nicht jedoch die Sekretionsleistung der von Leber/ Galle. Von einigen Laboren wird dies fälschlicherweise so angegeben.

Achtung: Niedrige Gallensäuren im Stuhl zeigen keine Gallenfunktionsstörung an!

... eine Gallenfunktionsstörung?

Viele Menschen bemerken nach einer Gallenoperation keine Veränderung ihrer Verdauung, manche können aber größere, fetthaltige Mahlzeiten nicht mehr so gut vertragen. Und einige haben bei fast allen Mahlzeiten Probleme, nach fettem Essen werden die Beschwerden dann mitunter unerträglich. Solche Beschwerden nach einer Gallenoperation bezeichnen Ärzte als sogenanntes Postcholezystektomiesyndrom (post = nach, chole = Galle, zyste = Blase, tomie = schneiden, syndrom = Symptomenkomplex).

Aus Gründen, die bisher nicht bekannt sind, produziert die Leber zu wenig Galle oder die Gallenblase gibt bei einer fettreichen Speise zu wenig Galle ab.

Gar nicht wenige Menschen haben eine schwache Galle auch ohne Gallen-OP.

Auch wenn wir hierfür die Ursache nicht kennen, können wir über eine Stimulierung der Gallenfunktion dennoch eine Besserung erzielen. Neben den wichtigsten subjektiven Beschwerden

- Unverträglichkeit fetter Speisen und
- heller Stuhl

findet man bei ausreichend fettreicher Nahrung immer Fett im Stuhl bzw. Neutralfette sind vorhanden, Fettsäuren jedoch nicht. Neutralfette sind die Fette, wie sie in der Nahrung vorliegen, Fettsäuren ist das, was übrig bleibt, wenn die Galle die Fette emulgiert und die Pankreasenzyme sie gespalten haben.

Wenn dann noch die Pankreaselastase 1 (Bauchspeicheldrüsenenzym) negativ ist, dann ist die Gallenfunktionsstörung nahezu gesichert.

... eine Bauchspeicheldrüsenschwäche?

Ist es Ihnen auch schon öfter so ergangen? Sie essen etwas Fettes, z.B. ein Stück Sahnetorte, einen schönen Schweinebraten oder eine Pizza und nach kurzer Zeit werden Sie von heftigen Beschwerden geplagt. Sie verspüren Völlegefühl und Blähungen, der Leib ist aufgetrieben und evtl. haben Sie auch krampfartige Bauchschmerzen und müssen dünne Stühle entleeren.

Die Bauchspeicheldrüse kann nicht genügend Verdauungsenzyme bereitstellen.

Nach einigen Stunden setzt dann langsam eine Erleichterung ein. Da diese Beschwerden fast immer nach dem Genuss von fetten Speisen auftreten, haben Sie schon an eine Schwäche der Galle (Seite 30) gedacht und ein Artischockenpräparat eingenommen. Dieses bei Störungen des Galleflusses oft wahre Wunder bewirkende Mittel, hat Ihnen jedoch nicht geholfen. Wenn diese Schilderung auf Sie zutrifft, haben Sie möglicherweise eine Bauchspeicheldrüsenschwäche.

Es ist eine zuverlässige, preiswerte (28 Euro) und sehr leicht zu bestimmende Methode: Wenn ein begründeter Verdacht besteht, kann der Stuhl auf das Enzym Pankreas-Elastase 1 untersucht werden. Ist die Pankreas-Elastase 1 erniedrigt (< 200 µg/g Stuhl), ist die Diagnose Bauchspeicheldrüsenschwäche wahrscheinlich. Von einer leichten Form spricht man, wenn der Gehalt an Pankreas-Elastase 100–200 µg/g Stuhl beträgt. Bei einer schweren Form liegt der Wert <100 µg/g Stuhl.

... eine Laktoseintoleranz?

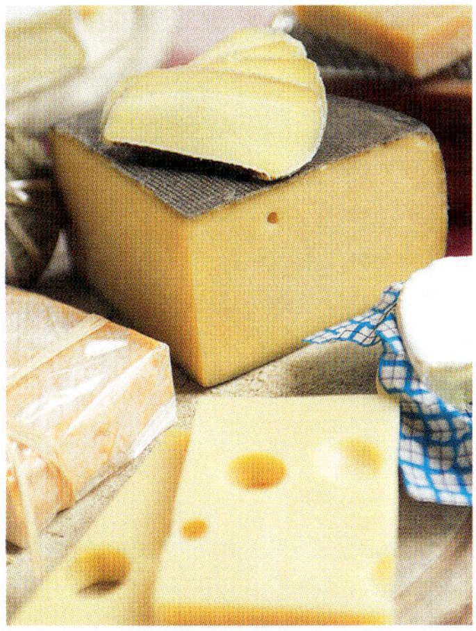

▲ Je älter der Käse, desto weniger Laktose enthält er.

Ist es Ihnen auch schon öfter so gegangen: Sie trinken eine Latte Macchiato, essen einen Joghurt oder ein Eis und nach kurzer Zeit werden Sie von heftigen Beschwerden geplagt. Sie haben Völlegefühl und Blähungen, der Leib ist aufgetrieben, mitunter kann es zu krampfartigen Schmerzen kommen und eventuell müssen Sie auch dünne Stühle entleeren. Nach einigen Stunden setzt dann langsam eine Erleichterung ein. Da diese Beschwerden fast immer nach dem Genuss von Milchprodukten auftreten, haben Sie schon an eine Milcheiweißallergie gedacht und sich darauf untersuchen lassen. Der Befund war allerdings negativ. Übrigens vertragen Sie Hartkäse recht gut, der bei einer Milcheiweißallergie ebenfalls meist zu Beschwerden führt. Wenn diese Schilderung auf Sie zutrifft, dann haben Sie wahrscheinlich eine Laktoseintoleranz.

Wenn aufgrund der klinischen Symptomatik ein begründeter Verdacht besteht, kann Ihr Arzt einen Provokationstest veranlassen, bei dem Sie morgens anstelle des Frühstücks eine größere Menge Laktose (30 g oder mehr) zu sich nehmen. Dann wird stündlich der Blutzucker gemessen. Normalerweise kommt es nach der Laktosezufuhr zu einem Anstieg des Blutzuckers. Ist dies jedoch nicht in ausreichendem Maße der Fall, besteht der Verdacht auf eine Laktoseintoleranz.

Etwas aufwendiger, aber noch genauer ist der Wasserstoffatemtest, der heute als Goldstandard in der Diagnostik der Laktoseintoleranz gilt (Seite 32).

Welche Atemtests uns weiterbringen

Bei Verdacht auf eine Milchzucker- oder Fruchtzuckerunverträglichkeit ist der Atemtest der Goldstandard. Dabei muss der Patient eine definierte Menge Milch- oder Fruchtzucker einnehmen. Vorher und nachher wird eine Atemprobe abgenommen. Bei einer Unverträglichkeit gelangt ein großer Teil des Zuckers in tiefere Darmabschnitte, was normalerweise nicht der Fall ist. Ein gefundenes Fressen – im wahrsten Sinne des Wortes – für unsere Darmbakterien. Diese freuen sich über die unerwartete Fütterung und produzieren bei der Verdauung dieser Zucker reichlich Gase. Diese stören den geplagten Patienten mit einem aufgeblähten Bauch.

Das Verdauungsgas der Bakterien enthält Wasserstoff. Dieses wird von der Darmschleimhaut aufgenommen, gelangt ins Blut und wird über die Lunge abgeatmet. In der Atemluft kann es dann gemessen werden. Es gilt als sicherer Beweis für die Milchzucker- oder Fruchtzuckerunverträglichkeit, wenn ein bestimmter Grenzwert überschritten wird.

Dieser Test ist recht aufwendig und bedarf teurer Analysegeräte. Deshalb konnte er bisher fast nur in Universitätskliniken oder gastroenterologischen Ambulanzen großer Kliniken durchgeführt werden. Seit Kurzem bieten einige Labore diesen Test aber auch ambulant an. Alternativ (oder als Vor-Screening) kann auch der Blutzucker vor und mehrmals nach der Einnahme gemessen werden, wenn Ihre Symptome eindeutig auf eine Fruktose- oder Laktoseintoleranz hindeuten.

Atemtests belasten das Budget

Während der Arzt an Magen- und Darmspiegelungen verdient, belastet es sein Budget, wenn er viele Laboruntersuchungen bei seinen Kassenpatienten veranlasst (aber auch Privatpatienten werden diese Untersuchungen vorenthalten). Zum anderen gibt es ideologische Gründe. Obwohl die hier beschriebenen diagnostischen Maßnahmen wissenschaftlich anerkannt sind, werden sie an der Universität kaum gelehrt und in der klinischen und praktischen Gastroenterologie kaum angewendet. Viele Ärzte wissen schlichtweg nichts davon!

... eine Fruktoseintoleranz?

Ist es Ihnen auch schon öfter so gegangen: Sie essen ein Stück Obst oder trinken ein Glas Saft, gönnen sich ein Stück Kuchen oder ein Eis und nach kurzer Zeit werden Sie von heftigen Beschwerden geplagt. Sie haben Völlegefühl und Blähungen, der Leib ist aufgetrieben, mitunter kann es zu krampfartigen Bauchschmerzen kommen und eventuell müssen Sie dünne Stühle entleeren. Nach einigen Stunden setzt dann langsam eine Erleichterung ein. Wenn diese Schilderung auf Sie zutrifft, dann haben Sie wahrscheinlich eine Fruktoseintoleranz.

Mit einem Test, bei dem Sie eine größere Menge Fruktose (25 g oder mehr) verabreicht bekommen, lässt sich die Fruktoseintoleranz leicht feststellen. Etwas aufwendiger, aber noch genauer ist der Wasserstoffatemtest (Seite 62).

Info

Achtung: Nicht mit der hereditären Fruktoseintoleranz verwechseln!

Bei der hereditären Fruktoseintoleranz wird Fruktose zwar normal aufgenommen, kann dann aber im Körper nicht weiter verarbeitet werden, weil ein bestimmtes Enzym hierfür fehlt. Dadurch kommt es zu einem Anstieg der Fruktose im Blut. Glukose (der eigentliche Blutzucker) wird verdrängt und Symptome einer Unterzuckerung treten auf, die bis zum Schock führen können. Es handelt sich um einen ernsthaften genetisch bedingten Stoffwechseldefekt und nicht um eine Darmaufnahmestörung. Bei Verdacht auf diese hereditäre Fruktoseintoleranz darf kein Belastungstest mit Fruktose durchgeführt werden!

... eine Sorbitintoleranz?

Sorbit (in Lebensmitteln auch mit Sorbitol oder E420 gekennzeichnet) ist ein Zuckeralkohol, der als Zucker-Ersatzstoff verwendet wird.

Viele Menschen vertragen Sorbit nicht besonders gut – jedenfalls wenn sie es in größeren Mengen zuführen.

Bei ausreichend großer Zufuhr bekommt jeder Darmbeschwerden – deshalb sollte man mit sorbithaltigen Bonbons oder Kaugummis wirklich vorsichtig sein. Einige Betroffene haben eine ausgeprägte Sorbitintoleranz und bekommen bereits bei geringen Mengen Bauchbeschwerden. Sorbithaltige Lebensmittel sollten dann weitestgehend gemieden werden. Studieren Sie die Liste der sorbitreichen Lebensmittel (Seite 92). Sollten Sie besonders bei einem Konsum von

- Diät-/Lightprodukten,
- zahnpflegenden Kaugummis und
- Lutschpastillen

Probleme bekommen, dann könnte eine Sorbitintoleranz vorliegen.

... eine Glutenunverträglichkeit?

Die Glutenunverträglichkeit kann in allen Lebensabschnitten erstmals auftreten, am häufigsten aber im zweiten und um das 40. Lebensjahr herum. Da die Symptomatik bei Glutenunverträglichkeit sehr uncharakteristisch ist, kann es mitunter viele Jahre dauern, bis die richtige Diagnose gestellt wird.

Symptome der Glutenunverträglichkeit

- Durchfälle
- Blähungen
- Völlegefühl
- Erbrechen
- Appetitlosigkeit
- später auch Gewichtsverlust
- Wachstumsstörungen (bei Kindern)

Besonders bei Erwachsenen kann diese Symptomatik eventuell schwach ausgeprägt sein oder sogar ganz fehlen. Fast die Hälfte der Patienten mit Glutenunverträglichkeit weist nicht die typische, oben beschriebene Magen-Darm-Symptomatik auf. Bei folgenden Symptomen sollten Sie daher auch an eine Glutenunverträglichkeit denken:

- Knochen- oder Gelenkschmerzen (durch Vitamin-D- und Kalziummangel)
- Zahnschäden (durch Vitamin-D- und Kalziummangel)
- Blutungsneigung (durch Vitamin-K-Mangel)
- Taubheitsgefühle, Missempfindungen an den Gliedmaßen (durch Vitamin-B_{12}- und Folsäuremangel)
- Blutarmut (durch Eisen-, Vitamin-B_{12}- und Folsäuremangel)
- Sehstörungen und Nachtblindheit (durch Vitamin-A-Mangel)
- Muskelkrämpfe (durch Magnesiummangel)
- Flüssigkeitsansammlungen (durch Eiweißmangel)
- Müdigkeit, Erschöpfung
- Menstruationsstörungen, Unfruchtbarkeit, Impotenz

Auch Milch wird oft schlecht vertragen

Nicht selten treten bei einer Glutenunverträglichkeit auch Antikörper gegen Milch, Eier oder Soja auf. Bei lange bestehender Glutenunverträglichkeit kommt es durch die Schädigung der Dünndarmschleimhaut praktisch immer zu einer Laktoseintoleranz. Wenn also diese Nahrungsmittelallergien oder die Laktoseintoleranz diagnostiziert werden, glauben Arzt und Patient, die Diagnose schon gefunden zu haben. Das Erstaunen ist dann jedoch groß, wenn auch bei konsequenter Meidung der als unverträglich ermittelten Lebensmittel keine wesentliche Besserung eintritt. Spätestens dann sollten Sie auch an eine Glutenunverträglichkeit denken.

Leider gibt es keinen Test, der bei positivem Ergebnis das Vorliegen einer Glutenunverträglichkeit hundertprozentig sicher nachweist oder bei dessen negativem Ergebnis eine Glutenunverträglichkeit hundertprozentig ausgeschlossen werden kann.

Antikörper gegen Gluten sind eher unspezifisch und können auch bei anderen Darmerkrankungen gefunden werden. Genauer ist schon der Nachweis von Transglutaminase-Antikörpern in Blut oder Stuhl. Noch zuverlässiger ist die Diagnostik mittels Endomysium-Antikörpern im Blut. Der Goldstandard ist die Dünndarmspiegelung mit Entnahme von Gewebsproben an mehreren Stellen.

Hier liegt aber auch ein Fallstrick verborgen. Bei Verdacht auf eine Glutenunverträglichkeit sind die Gastroenterologen relativ schnell mit der Dünndarmspiegelung plus Gewebsentnahme dabei – diese Diagnostik liegt noch im »Schein der Straßenlaterne« (Seite 43). Wenn dann keine Zottenatrophie gefunden wird, kommt die Entwarnung: »Aha, keine Zöliakie! Es muss doch ein Reizdarm sein.«

Harmlose Zwischenstufen der Erkrankung

Neben dem klassischen Vollbild der Zöliakie (starke Glutenunverträglichkeit mit Zottenatrophie) scheint es aber noch harmlosere Zwischenstufen der Erkrankung zu geben, bei der sich in der Spiegelung noch nichts nachweisen lässt, bei denen die betroffenen Patienten aber trotzdem von einer glutenfreien Nahrung profitieren. Dies würde man dann nicht als Zöliakie oder Sprue, aber als Glutenenteropathie (Darmerkrankung durch Glutenunverträglichkeit) bezeichnen. Diese wird – zumindest von den Gastroenterologen – viel zu selten diagnostiziert. Schlimmer noch: Die meisten kennen diese Störung gar nicht oder leugnen sie.

Jetzt kommt der nächste Fallstrick: die zu häufige Diagnostik einer Glutenenteropathie. Eine ganze Reihe von Naturheilärzten und Heilpraktikern führen häufig die oben beschriebenen Antikörperuntersuchungen in Blut und/oder Stuhl durch. Sind die Antikörper auch nur ein kleines bisschen erhöht, wird der Patient sofort mit der Diagnose Glutenenteropathie oder sogar bereits mit der Zöliakie abgestempelt. Diese Überdiagnostik der Alternativmediziner ist genauso schlimm wie die Unterdiagnostik der Gastroenterologen.

Wenn nur die Glutenantikörper in Stuhl oder Blut leicht erhöht sind, sollte unbedingt noch der Transglutaminase- oder der Endomysiumantikörper im Blut bestimmt werden. Wenn dieser dann erhöht ist, lohnt sich eine versuchsweise glutenfreie Diät. Ist im Stuhl der Glutenantikörper (der eher unspezifisch ist und bei vielen Störungen mitreagieren kann) erhöht, der spezifischere Transglutaminaseantikörper aber normal, würde ich selbst auf die Blutprobe und die Diät verzichten.

Achtung: Nicht jede noch so geringe Erhöhung eines Antikörpers zeigt gleich eine Krankheit an! Es ist allenfalls ein Hinweis, dem dann kritisch und differenziert nachgegangen werden muss.

Stufenschema der Diagnostik der Glutenunverträglichkeit

- Als Screening im Rahmen der Diagnostik bei Verdauungsbeschwerden (Diagnostik bei Reizdarm): Transglutaminase- und Gliadin-Antikörper im Stuhl
- Bei positivem Nachweis: Bestätigung durch Endomysium-Antikörper im Blut
- Mind. dreimonatige glutenfreie Diät
- Ggf. Dünndarmspiegelung mit Gewebsprobenentnahme (wichtig zur Diagnose der Zöliakie, eine Glutenenteropathie ist mit negativem Befund jedoch nicht ausgeschlossen)
- Ggf. Vollblutmineral- und Vitaminanalysen zum Nachweis von Mangelzuständen, die bei Zöliakie/Glutenenteropathie sehr häufig sind.

Wichtig ist, dass die Diagnostik erfolgt, wenn Sie sich mit glutenhaltigen Lebensmitteln ernähren. Falls Sie Gluten meiden, können die Antikörperspiegel deutlich absinken und auch die Darmschleimhaut regeneriert sich.

Im Zweifel kann man natürlich – auch aus diagnostischen Gründen – einmal eine Diät durchführen. Wenn Sie sich unter einer glutenfreien Diät viel besser fühlen und bei Wiederaufnahme von glutenhaltigen Lebensmitteln erneut eine Verschlechterung eintritt, dann ist eine Glutenunverträglichkeit wahrscheinlich und Sie sollten diese Diät beibehalten.

Achtung: Es kann allerdings bei einer glutenfreien Diät Wochen und sogar bis zu drei Monate dauern, bis Sie eine Besserungen verspüren. Und bei erneuter Glutenzufuhr treten die Beschwerden auch nicht von heute auf morgen wieder auf. Kleinste Diätfehler wie z. B. »ein Brötchen zum Sonntagsfrühstück wird doch schon nicht schaden« gefährden hingegen den gesamten Therapieerfolg.

... eine Histaminintoleranz?

Wie bei allen anderen beschriebenen Darmstörungen gilt auch und besonders für die Histaminintoleranz: Dran denken, danach suchen und dann gezielt behandeln!

Wenn Sie insbesondere auf Rotwein, Schokolade, alte gereifte Käsesorten, Sauerkraut, Eingelegtes und Sojaprodukte reagieren und Ihnen Farb- oder Konservierungsstoffe und/oder Medikamente wie z. B. Acetylsalicylsäure (ASS®) Probleme bereiten, sollten Sie an eine Histaminintoleranz denken.

Bei den Medikamenten, die Histamin freisetzen (Seite 98), ist besonders fatal, dass einige Medikamente sogar zur Behandlung von Darmbeschwerden eingesetzt werden. Beispiele: Bei krampfartigen Bauchschmerzen wird nicht selten Metamizol verordnet, ebenso Metoclopramid. Bei einem diagnostizierten Reizdarm ist als Psychopharmakon Amitriptylin sogar das schulmedizinische Mittel der Wahl. Stellen Sie sich nun doch einmal vor, dass kein Reizdarm, sondern eine Histaminintoleranz vorliegt und der Arzt hat Ihnen eines der besagten Mittel verordnet – dann haben wir den Bock zum Gärtner gemacht.

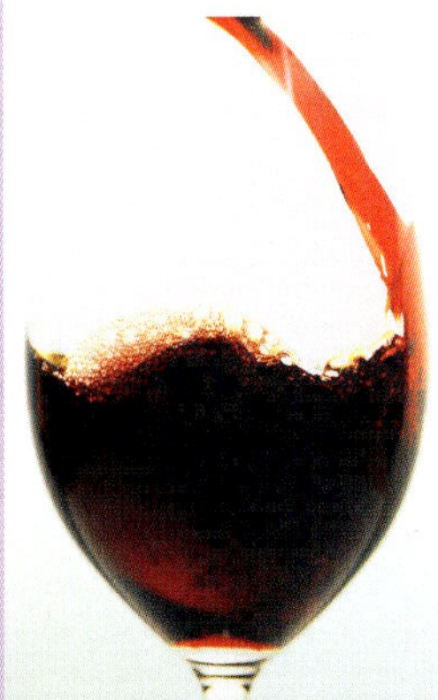

▲ In gutem alten Rotwein steckt besonders viel Histamin.

Histamin ist nur kurze Zeit im Blut nachweisbar

Wenn Ihnen histaminhaltige Lebensmittel (Seite 97) Verdauungsprobleme bereiten und Sie vielleicht durch die erwähnten Zusatzstoffe und Medikamente eine Verstärkung der Beschwerden erfahren, ist die Histaminintoleranz schon sehr wahrscheinlich. Die Untersuchung von Histamin in Blut oder Urin ist nur während oder kurz nach dem Auftreten akuter allergischer Symptome sinnvoll. Unabhängig von der Provokation mit histaminreichen oder -freisetzenden Lebensmitteln kann auch das Enzym Diaminoxidase im Blut bestimmt werden.

Fatal ist, dass histaminreiche Lebensmittel nicht nur durch das Histamin selbst zu Beschwerden führen können, sondern auch noch die histaminabbauende Diaminoxidase behindern, also doppelt ungünstig wirken.

Einige alkoholische Getränke enthalten nicht nur viel Histamin (z. B. ein alter, gut gelagerter Chianti), sondern – schlimmer noch – der Alkohol wird zu Acetaldehyd abgebaut, welches wiederum die Funktion der Diaminoxidase beeinträchtigt. So wirkt der Mechanismus an zwei Stellen. Und auch Nikotin hemmt die Diaminoxidase gleichermaßen.

Sinnvolle Diagnostik bei Histaminintoleranz

- Bestimmung der Diaminoxidase im Blut
- ggf. Histamin in Blut oder Urin (nur während bzw. kurz nach aktuellen Beschwerden)
- Magnesium, Zink (im Vollblut)
- Vitamin B_6 (im Vollblut, unterstützt die Diaminoxidase)
- Vitamin D (im Serum, unterstützt die Kalziumaufnahme)

Wenn die Diaminoxidase niedrig ist, kann es sich auch lohnen, mittels einer Vollblutuntersuchung nach Vitamin B_6 und Zink zu fahnden. Ein Mangel an diesen lebenswichtigen Nährstoffen führt zu einer verminderten Funktion der Diaminoxidase und ist daher unbedingt zu behandeln.

… eine Nahrungsmittelallergie?

Auch die Auslösung von neurologischen Symptomen wie Kopfschmerzen oder psychischen Symptomen wie eine Depressionsneigung sollen unter Umständen auf Allergien zurückzuführen sein.

Viele Allergien treten mit eindeutigen Reaktionen auf: z. B. verursachen Erdbeeren häufig Hautausschläge, Nüsse lassen den Hals zuschwellen. Treten aber unspezifische Reaktionen auf, also Blähungen, Durchfälle oder eine unklare Gewichtsabnahme, zuweilen sogar eine Gewichtszunahme, sind entsprechende Nahrungsmittelallergien den verantwortlichen Lebensmitteln sehr schwer zuzuordnen – insbesondere, wenn diese täglich verzehrt werden wie etwa Milch oder Getreideprodukte.

RAST-Test bringt Aufschluss

Ein allergologisch anerkannter Test ist der RAST-Test, der IgE-Antikörper misst. Sinnvoll ist es dabei, zunächst das Gesamt-IgE zu bestimmen. Ist dieses niedrig, kann man sich die weitere IgE-Diagnostik schenken. Die IgE-Antikörper sind sehr spezifisch für Nahrungsmittelallergien: Wenn der Wert hoch ist, ist es sehr wahrscheinlich, dass Sie das betreffende Lebensmittel nicht vertragen, man erfasst aber dafür nicht alle Unverträglichkeiten. Übrigens: Ein erhöhter IgE-Antikörperspiegel kann auf eine Allergie, allerdings auch auf eine Parasitenbesiedelung hindeuten.

Symptome von Nahrungsmittelallergien

IgE-vermittelt	IgG-vermittelt
schnelle Reaktion (Minuten bis Stunden)	langsame Reaktion (Stunden bis Tage)
Hautreaktionen	Durchfall, Blähungen, selten auch Verstopfung
Allergischer Schnupfen	ekzemartige Hautveränderungen
Tränenfluss	Kopfschmerz/Migräne
Asthma	Reizbarkeit, Unruhe, Konzentrationsstörung
Schwellungen von Lippen, Zunge	chronische Müdigkeit
Übelkeit, Erbrechen, Blähungen, Durchfall	rheumatoide Erkrankungen
im Ernstfall Schocksymptome	Übergewicht wird diskutiert

Die IgE-Antikörper vermitteln Allergien vom Soforttyp (Reaktionen innerhalb von Minuten bis Stunden). IgG-Antikörper führen meist zu Reaktionen vom verzögerten Typ (Reaktionen innerhalb von Stunden bis Tagen). Während die IgE-Tests schulmedizinisch anerkannt sind, werden die IgG-Tests von Allergologen kontrovers diskutiert. Dies liegt daran, dass IgG-

Antikörper seltener als IgE-Antikörper zu klinisch relevanten Reaktionen führen. Unter Umständen können IgG-Antikörper sogar vor allergischen Reaktionen schützen.

Falsch positive IgG-Tests

Manche Labore veranlassen IgG-Antikörpersuchtests mit teilweise mehreren hundert Substanzen und zu Kosten von mehreren hundert Euro. Bei diesen Tests kommt fast immer etwas heraus – auch bei völlig Gesunden. Hüten Sie sich vor diesen Angeboten! Manchmal sollen laut Test die Betroffenen mehrere Dutzend Lebensmittel meiden, was in aller Regel Unsinn ist.

Nicht selten werden Patienten durch ungezielte und von nicht erfahrenen Therapeuten durchgeführte Allergietests unnötig verunsichert.

Achtung: IgG-Tests sind häufig falsch positiv! In der Hand des Unerfahrenen richten sie mehr Schaden als Nutzen an. Sie sind hinweisend auf Allergien, aber nicht beweisend. Seien Sie kritisch gegenüber den Interpretationen von IgG-Tests.

Untersuchungen, die bei Allergien sinnvoll sind

- Gesamt-IgE
- ggf. spezifisches IgE gegen bestimmte Lebensmittel, Pollen, Pilze etc.
- ggf. spezifisches IgG gegen Lebensmittel
- Magnesium und Zink im Vollblut
- α1-Antitrypsin im Stuhl
- ggf. Histamin in Blut, Urin, Diaminoxidase im Blut

Medizinisch anerkannte Allergietests

- Hauttests (Pflaster, Injektion, Kratztest)
- Provokations- und Eliminationsversuche
- Bluttest IgE (Antikörper vom Typ Immunglobulin E)
- Bluttest IgG (Antikörper vom Typ Immunglobulin G – Achtung: in der Allergologie umstritten)

Bei den Hauttests werden verdächtigte Substanzen auf die Haut (Pflaster) oder in die Haut (Injektion, Kratztest) gebracht. Entsprechende Hautreaktionen (Rötungen, Quaddelbildung) erhärten den Verdacht einer Allergie.

Provokations- und Eliminationsversuche eignen sich besonders gut für Nahrungsmittel. Ein verdächtigtes Lebensmittel wird für mehrere Tage weggelassen und dann in größerer Menge verzehrt.

Achtung: Nicht bei starker allergischer Reaktion durchführen, da dann die Gefahr eines allergischen Schocks besteht! Tritt eine deutliche Reaktion auf, wird das Nahrungsmittel wieder für mindestens fünf Tage gemieden. Kommt es nach erneuter Provokation zur gleichen Reaktion wie beim ersten Mal, ist eine Allergie oder Unverträglichkeit sehr wahrscheinlich. Das Mittel sollte dann für mehrere Jahre konsequent gemieden werden.

Eine Vollblutmineralanalyse auf Magnesium und Zink ist ebenfalls sinnvoll. Vollblutmineralanalyse deshalb, weil die Serumbestimmung dieser Mineralien viel zu ungenau ist. Magnesium und Zink deshalb, weil diese Mineralien einen leicht antiallergischen Effekt haben. Ein Mangel sollte bei Allergikern unbedingt beseitigt werden.

Menschen mit Nahrungsmittelallergien leiden häufig an einem sogenannten Leaky-Gut-Syndrom (Seite 101). Dabei handelt es sich um eine undichte Darmschleimhaut. Es lässt sich heute bequem mit einer Stuhluntersuchung erkennen. Ist das α1-Antitrypsin im Stuhl erhöht, liegt der Verdacht auf eine solche Undichtigkeit vor.

Kinesiologie, Bioresonanz – was man davon halten soll

Viele Naturheilärzte und Heilpraktiker bieten eine Allergiesuche mit diesen Tests an, die von der Schulmedizin nicht anerkannt werden. Hierzu sind zwei widersprüchliche Aussagen anzumerken:

- Im Einzelfall wurden durch solche Teste erstaunliche Erkenntnisse gewonnen, die sich auch im Alltag bestätigten.
- In der Überprüfung durch wissenschaftliche Untersuchungen haben alle diese Tests bisher versagt.

Ergebnisse kritisch betrachten

Auf keinen Fall sollten Testergebnisse durch energetische Testverfahren unkritisch hingenommen werden. Ich habe viele Patienten erlebt, die durch ungeprüfte Diagnosen erheblich pathologisiert und neurotisiert wurden. Für diese Tests gilt also mindestens genauso wie für alle anderen auch, dass sie durch

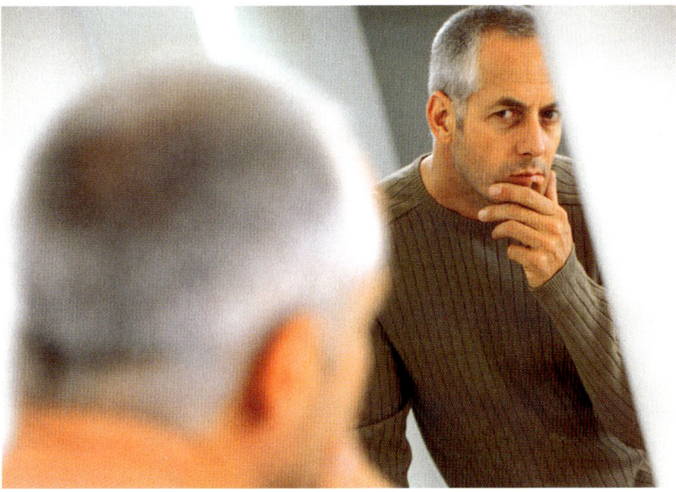

◀ Hinterfragen Sie energetische Testergebnisse immer kritisch.

einen anderen Test bzw. durch Provokation und Elimination kontrolliert werden müssen. Die Ergebnisse einer energetischen Testung wie EAV oder Kinesiologie sind nicht 1 : 1 wie etwa eine Cholesterin- oder Blutdruckmessung zu werten sind. Von vielen testenden Kollegen vermisse ich diese Selbstkritik, was nicht immer zum Nutzen des Patienten ist.

Achtung: Schulmedizinische Allergietests sind recht zuverlässig, finden aber nicht alle Allergien/Unverträglichkeiten. IgG-Tests und energetische Messverfahren sind umstritten. Sie können in der Hand des kritischen Untersuchers wertvolle Hinweise liefern. In der Hand des unkritischen, von sich und seinem Verfahren fanatisch überzeugten Anwenders kann unter Umständen mehr Unheil angerichtet als Nutzen gestiftet werden.

Mehrfach betroffen?

Manche Menschen haben nicht nur eine »Nebelbombe«, sondern sogar »Mehrfachsprengköpfe« im Darm – d.h. es gibt nicht nur eine Ursache für Darmbeschwerden, sondern sogar zwei oder drei. Dies erschwert die Diagnostik und die Therapie natürlich enorm und verlangt ein geradezu detektivistisches Geschick.

Eine Milcheiweißallergie, die sich als Laktoseintoleranz herausstellte, aber gar keine war

Die 36-jährige Frau M. klagte seit Jahren über Blähungen und Durchfälle. Der Hausarzt hatte wiederholt einen Eisenmangel festgestellt und mit Tabletten behandelt. Sie hatte außerdem Haarausfall, hohe Infektneigung und war rasch erschöpft. Mit einem Gewicht von 48 kg bei einer Körpergröße von 1,59 m war sie nicht besonders untergewichtig, nahm aber trotz guten Appetits nicht zu – das war schon in der Kindheit so gewesen.

Da sie sich im Internet über Verdauungsstörungen schlau gemacht hatte, beobachtete sie sich sehr sorgfältig und stellte fest, dass bei Genuss von Milchprodukten die Beschwerden zunahmen. So stellte sie sich mit dem Verdacht auf eine **Milcheiweißallergie** vor. Die genaue Anamnese ergab jedoch, dass sie Hartkäse vertrug, während sie auf Milch oder Joghurt mit Darmbeschwerden reagierte. Dies nährte den Verdacht auf eine **Laktoseintoleranz**. Die Provokation mit 50 g Laktose ergab im Atemtest tatsächlich einen Anstieg der Wasserstoffkonzentration auf 70 ppm (normal bis 20!). Damit schien die Diagnose Laktoseintoleranz gesichert.

Glutenfreie Diät schlägt an

Der völlige Verzicht auf Milchprodukte führte sofort zu einer deutlichen Besserung, aber nicht zu einem Verschwinden der

Beschwerden. Hier half die Stuhluntersuchung weiter: Die Darmflora wies trotz jahrelanger Einnahme von Probiotika eine massive Dysbiose (Fehlverteilung der Darmkeime) auf. Bei den Verdauungsrückständen fand man Fette und Fettsäuren, was auf **Nahrungsmittelunverträglichkeiten** hindeutet. Die Gluten-Antikörper im Stuhl waren stark positiv. Der Verdacht auf eine **Glutenempfindlichkeit** konnte durch hohe Transglutaminase-Antikörper im Blut bestätigt werden.

Diese Verdauungsstörung führt zu einer Schädigung der Darmzotten, wo sich das für die Spaltung des Milchzuckers verantwortliche Enzym Laktase befindet. Nach einem halben Jahr streng glutenfreier Ernährung weist sie keinerlei Darmbeschwerden mehr auf. Sie hat fünf Kilo zugenommen. Die Haare wurden fülliger. Und sie verträgt wieder alle Milchprodukte. So konnte durch subtile Diagnostik eine jahrelange Odyssee durch schulmedizinische (mehrere unnötige Darm- und Magenspiegelungen) und alternative Praxen (mit in diesem Fall unnötiger probiotischer und Autovakzine-Therapie) zu einem erfolgreichen Ende gebracht werden.

Gallensäuremangel trotz Gallensäureüberschuss

Herr P. klagte seit Jahren über zunehmende Verdauungsbeschwerden mit Übelkeit nach fetten Speisen, dünnen Stühlen und unerträglichen Blähungen, die am Morgen noch halbwegs erträglich waren, aber tagsüber mit jeder Mahlzeit zunahmen. Mehrere **Koloskopien** hatten bis auf einen kleinen Polypen, der dann abgetragen wurde, nichts ergeben.

Zu den Verdauungsproblemen kam noch eine immer stärker werdende Schwäche hinzu. An Gewicht nahm P. kontinuierlich ab – in 3 Jahren immerhin 5 kg. Er wurde immer verzweifelter und resignierte schließlich, was zu einer Verschreibung von Antidepressiva führte. Psychisch wurde er hierunter zwar etwas stabiler, die Bauchbeschwerden blieben aber unverändert. Die ausführliche Stuhldiagnostik ergab **Fette +++**, d.h. es lag eine schwere **Fettverdauungsstörung** vor – damit muss man abnehmen und schwächer werden. Die Pankreaselastase war normal, sodass keine Bauchspeicheldrüsenschwäche, sondern eine **Gallendysfunktion** vorlag.

Oben zu wenig, unten zu viel

Im oberen Teil des Dünndarms standen einfach zu wenige Gallensäuren für die Fette zur Verfügung, sodass eine Fettverdauungsstörung die zwangsläufige Folge war. Alle anderen Werte waren normal – bis auf die Gallensäuren, die mit 6,7 µg/g Stuhl (normal bis 1,7) massiv erhöht waren. Wie konnte das sein: Im oberen Dünndarm zu wenige Gallensäuren (dadurch gestörte Fettverdauung), im Dickdarm zu viele Gallensäuren (dadurch erheblich Bauchbeschwerden)? Die Ursache ist das **Gallensäureverlustsyndrom**.

Da zu wenige Gallensäuren wieder aufgenommen und der Leber (und der Gallenblase) zur Verfügung gestellt werden, kommt es »oben« zu einem Mangel. Genau so paradox wie diese Krankheitsentstehung ist die Therapie: Eine **gallensäurebindende Therapie** mit Colestyramin mindert zwar die Beschwerden durch die Gallensäure im Dickdarm, die Fettverdauung wird aber noch nicht verbessert. Erst die Gabe eines **Artischockenpräparats ½ Stunde vor jeder Mahlzeit** (Stimulierung der Produktion von Galle in der Leber und deren Ausschüttung durch die Gallenblase) führte zu einer Verbesserung der Fettverdauung, die Gabe von Colestyramin nach dem Essen neutralisiert die Gallensäuren dann wieder und mindert den im Dickdarm angerichteten Schaden. Herr P. ist unter der angegebenen Kombination wieder nahezu beschwerdefrei geworden.

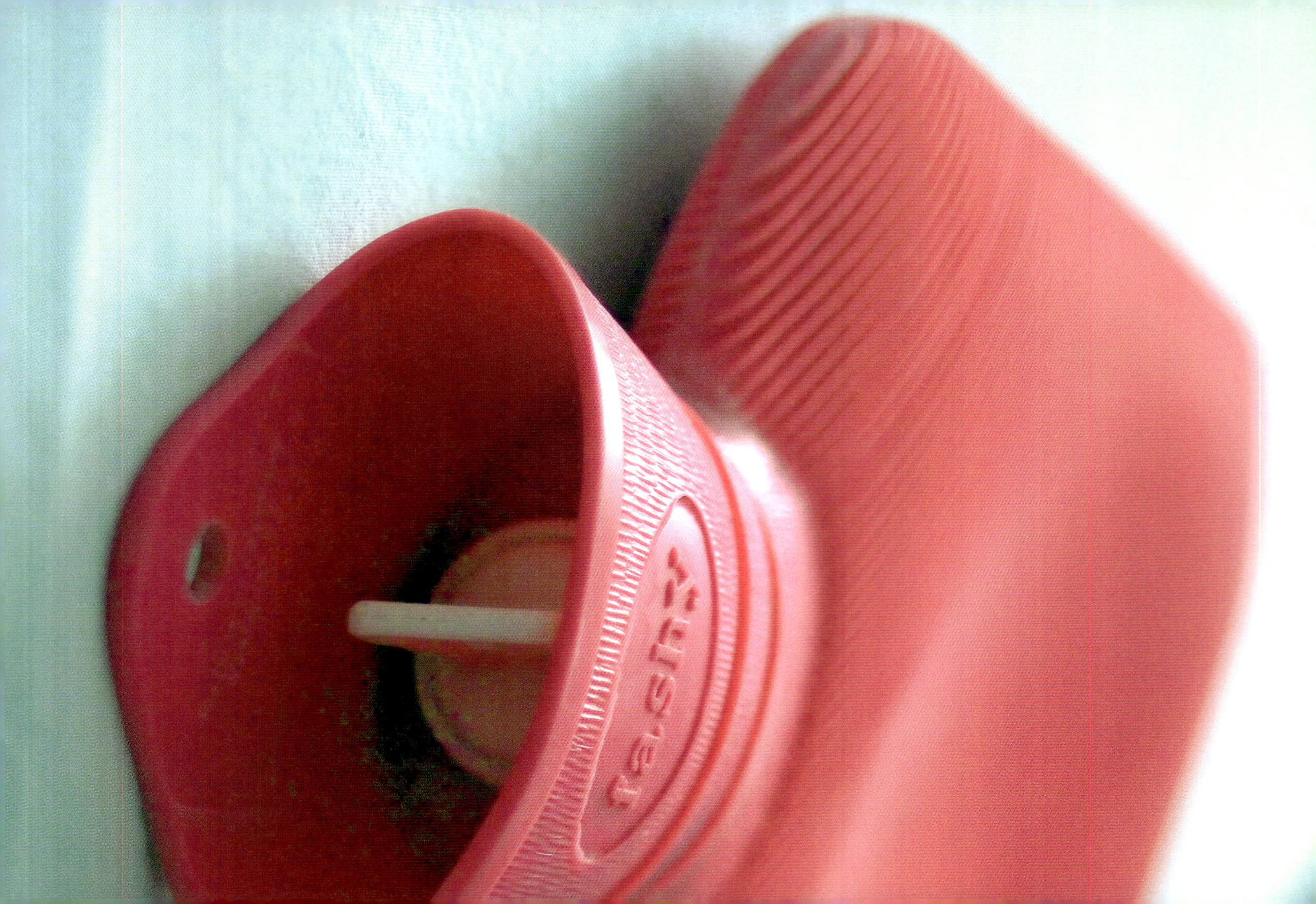

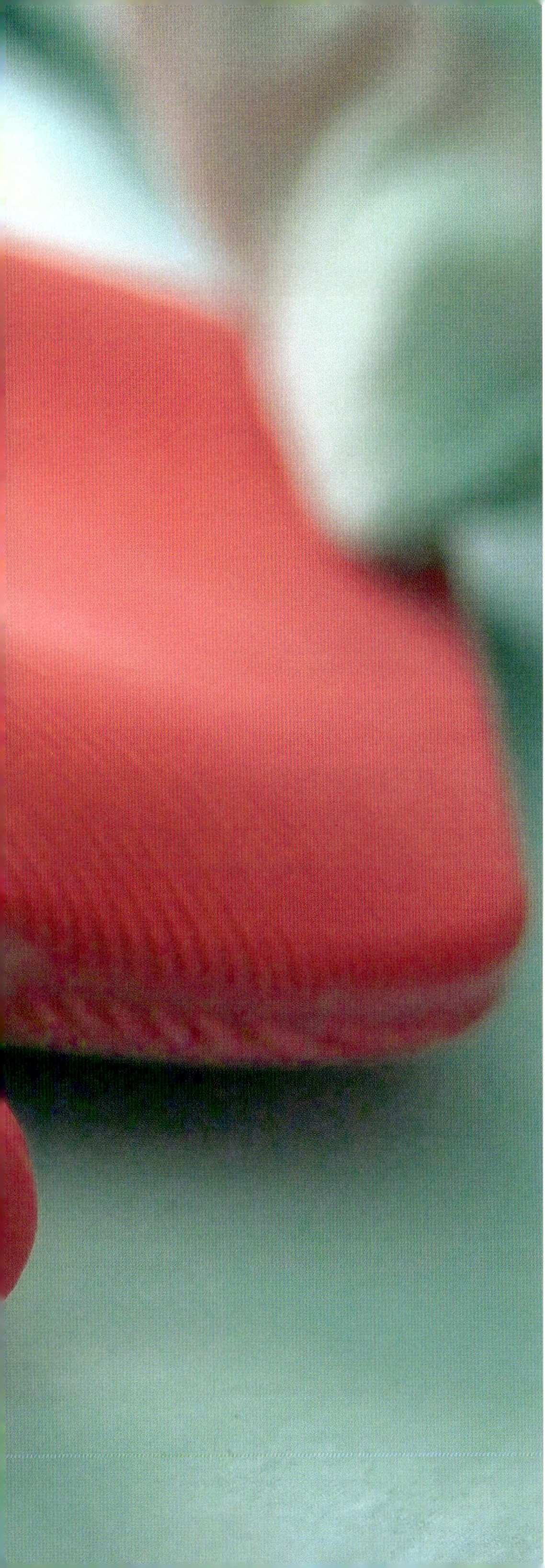

3 Therapie

Therapie – was Ihnen wirklich hilft

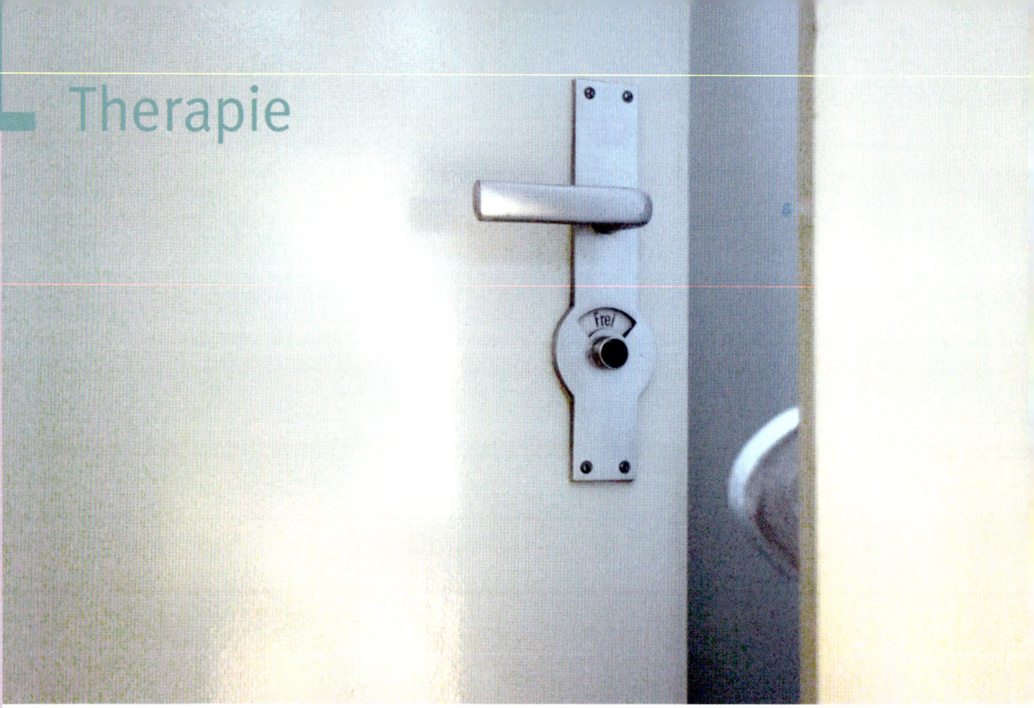

Funktionsstörungen

Nachdem wir nun den größten Teil der Reizdarmbeschwerden ausgeleuchtet haben (auch die vorgestellten umfangreichen diagnostischen Verfahren erheben nicht den Anspruch auf Vollständigkeit!), wollen wir nun die Tür zur Heilung oder wenigstens Linderung der Beschwerden aufstoßen.

Hilfe bei Gallensäureverlustsyndrom

Wenn irgend möglich, sollten Sie immer die Ursache behandeln lassen. Da aber meist keine Ursache zu erkennen ist, bleibt oft nur die symptomatische Behandlung übrig. Wenn im Stuhl nur eine geringe Erhöhung der Gallensäurenwerte über die Norm vorliegt, kommt man in der Regel mit einem Flohsamenpräparat (z.B. Mucofalk®, Flosa®) sehr gut aus. Beginnen sollte man mit je ½ Beutel oder 1 Teelöffel nach den Hauptmahlzeiten.

Wenn der Erfolg nicht ausreicht, erhöhen Sie auf 1 Beutel oder 1 Esslöffel.

Achtung: Das Pulver rühren Sie in einem Glas Wasser an und sollten es anschließend sehr rasch trinken. Wenn man den Flohsamen-Drink längere Zeit stehen lässt, geliert er und man hat das Gefühl, flüssige Gummibärchen zu trinken. Am Anfang kann es zu einer vorübergehenden Verstärkung der Beschwerden kommen. Der Darm muss sich erst an die zusätzlichen Ballaststoffe gewöhnen.

Wer Flohsamen nicht mag oder damit nicht zurechtkommt, kann Heilerde (z.B. Luvos® Heilerde) einnehmen. Auch hier kommt man in der Regel mit 1 Tee- oder Esslöffel nach den Mahlzeiten aus.

Achtung: Die Heilerde trinkt man zusammen mit etwas Wasser. Wer nachts besonders starke Beschwerden hat, sollte vor dem Zubettgehen noch einmal 1 Portion Heilerde oder Flohsamen zu sich nehmen.

Hohe Werte medikamentös in den Griff bekommen

Bei sehr hohen Gallesäurewerten im Stuhl wird man mit diesen milden Mitteln jedoch allein nicht zurechtkommen. Das Arz-

Info

Wenn es an Gallensäure fehlt

Unter Umständen kann die Leber gar nicht so viel Gallensäure nachproduzieren, wie verloren gehen. Dadurch haben wir beim Gallensäureverlustsyndrom nicht selten die fatale Situation, dass wir »oben« im Dünndarm für die Fettverdauung zu wenige, »unten« im Dickdarm aber zu viel Gallensäure haben. Wenn also trotz der Therapie mit Colestyramin noch Fettstühle mit Blähungen anhalten, kann eine gallestimulierende Therapie helfen (Seite 81).

Colestyramin sollte nicht zusammen mit anderen Medikamenten, Vitaminen oder Mineralstoffpräparaten eingenommen werden, da deren Aufnahme durch Colestyramin behindert werden kann (ein bis zwei Stunden Pause vorher und nachher reichen aus).

neimittel Colestyramin (z. B. Colesthexal® Pulver, Colestyramin STADA® Granulat, Lipo-Merz® Kautabletten) bindet Gallensäuren sehr effektiv und verhindert, dass sie die Darmschleimhaut reizen. Zu bedenken ist, dass es eine Verstopfung verstärken, gelegentlich auch einmal Übelkeit, Durchfall oder andere Magen-Darm-Beschwerden verursachen kann. Die Beschwerden sind aber in der Regel wesentlich geringer als die durch das Gallensäureverlustsyndrom selbst verursachten Symptome.

Hilfe bei Gallenfunktionsstörung

Die wichtigste Heilpflanze bei Gallenfunktionsstörungen ist die **Artischocke**. Es reicht aber nicht aus, zu jeder Mahlzeit einen Artischockenboden zu verzehren, vielmehr sollte man regelmäßig ein gut dosiertes und standardisiertes Präparat einnehmen.

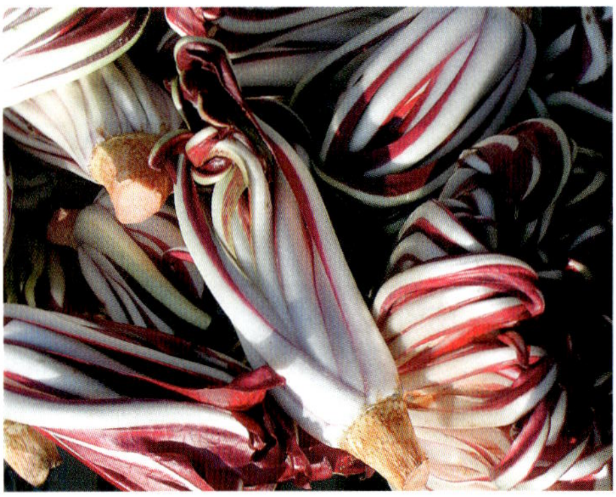

▲ Bittere Salate wie Radicchio fördern die Gallenproduktion.

Die Artischockenkapsel sollte 300 bis 400 mg des Extrakts enthalten. Nehmen Sie eine halbe Stunde vor jeder Mahlzeit eine Kapsel ein, bei fetten Speisen auch mal zwei. Die Artischocke besitzt Inhaltsstoffe, die sowohl die Produktion der Gallenflüssigkeit in der Leber als auch die Ausschüttung derselben aus der Galle (bzw. nach Gallenoperation aus der Leber) verstärken und so die Verdauung, insbesondere die Fettverdauung, fördern. Wenn es an der Galle lag, werden Sie merken, dass der Stuhl dunkler wird (die Gallenfarbstoffe sind für die braune Stuhlfarbe verantwortlich und zeigen die Stimulation der Galle an), dass Sie Fette besser vertragen und die Beschwerden innerhalb von etwa drei Tagen nachlassen.

Ganz selten kommt eine Artischockenunverträglichkeit vor, dann weiche ich auf ein Kurkuma-Präparat aus, welches ebenfalls gallestimulierend wirkt.

Therapie bei Gallenfunktionsstörung

- Vor jeder Mahlzeit 1 oder 2 Kapseln eines gut dosierten Artischockenpräparates, z. B. Ardeycholan Artischocke®, Hepar POS® oder Hepar SL forte®.
- Alternativ dazu ein Kurkuma-Präparat, z. B. Curcutruw®, Infitract®.
- Bittere Lebensmittel wie Endiviensalat, Löwenzahn oder Radicchio fördern ebenfalls die Gallenproduktion und -freisetzung und sollten großzügig zu Beginn der Mahlzeit verzehrt werden.

Gerade bei vielen chronischen Krankheiten, für die die konventionelle Medizin nichts oder nur sehr nebenwirkungsreiche Präparate zur Verfügung hat, stellen Heilpflanzen nicht nur eine sinnvolle Alternative, sondern mitunter sogar die einzig mögliche Therapieoption dar.

Während es sich finanziell sehr lohnt, Pharmareferenten in die Arztpraxen zu schicken, um die teuren, patentierten Medikamente anzupreisen, machen sich preiswerte Präparate aus Heilpflanzen kaum bezahlt. Dazu kommt noch, dass seit Kurzem nur noch rezeptpflichtige Medikamente erstattet werden. Dies ist wirklich ein Irrsinn! Die Rezeptpflicht hat nichts mit der Wirksamkeit zu tun, sondern zeigt nur, dass diese Mittel so viele oder so starke Nebenwirkungen haben, dass ein freier Verkauf nicht zu verantworten ist.

Hilfe bei Bauchspeicheldrüsenschwäche

Wenn die Bauchspeicheldrüse nicht genügend Verdauungsenzyme produziert, bekommt Ihnen eine fettarme Kost am besten. Die Nahrung sollte fettarm, aber nicht fettfrei sein, da wir eine gewisse Menge an essenziellen Fettsäuren (Linol-, Linolensäure) zum Leben benötigen. Bei starker Fettunverträglichkeit eignen sich auch **MCT-Fette** (mittelkettige Fettsäuren). Inzwischen gibt es zahlreiche Margarinesorten und Brotaufstriche in Apotheken und Reformhäusern.

Bei leichter Bauchspeicheldrüsenschwäche kann eine Stimulation mit Extrakten aus **Harongarinde** oder -blättern (z.B. Harongan® 3 × 2 Tbl. tgl.) helfen, um ausreichend viele Enzyme aus der Bauchspeicheldrüse herauszukitzeln, sodass die Verdauungsfunktionen gewährleistet sind.

Enzyme helfen beim Verdauen

Bei mäßiger oder starker Bauchspeicheldrüsenschwäche ist die Einnahme von Verdauungsenzymen zu den Mahlzeiten vonnöten. Es sollten **Enzympräparate** gewählt werden, die Enzyme für die Spaltung aller Nährstoffe enthalten, z.B. Catazym® 10000, Pangrol® 25000, Panzytrat® 40000, Kreon® 10000, 25000, 40000. Je fettreicher die Mahlzeit ist und je ausgeprägter die Bauchspeicheldrüsenschwäche, desto mehr Enzyme werden benötigt.

Bei einer Banane zum Frühstück braucht der Darm möglicherweise nur ein Präparat mit 10000 Einheiten oder evtl. auch gar keine Enzymzufuhr von außen, bei einem Eisbein sind zwei Tabletten mit je 40000 Einheiten möglicherweise nicht ausreichend.

Bei einer schweren Bauchspeicheldrüsenschwäche benötigen Sie zusätzlich ein alkalisierendes Präparat (BicaNorm® oder Nephrotrans®), da die Bauchspeicheldrüse nicht genug Natriumhydrogencarbonat produziert.

In der Regel kommt der Patient mit leichter bis mäßiger Bauchspeicheldrüsenschwäche mit einem Präparat mit 25000 Einheiten (z.B. Pankreatan® 25000 3 × tgl.) gut aus. Bei schwerer Bauchspeicheldrüsenschwäche kann auch die Zufuhr von je 80000 Einheiten (z.B. Kreon® 40000 3 × 2 tgl.) erforderlich sein. Ich erlebe immer wieder, dass Patienten sogar die richtige Vermutung hatten und ein Artischockenpräparat (bei Gallenschwäche) oder eine Enzympräparat (bei Bauchspeicheldrüse) einnehmen. Doch Sie schlucken davon so wenig wie möglich, d.h. sie wählen zwar prinzipiell die richtigen Mittel, nehmen diese aber zu selten (z.B. nicht zu jeder Mahlzeit) oder viel zu niedrig dosiert (z.B. 10000 Einheiten, statt der vielleicht benötigten 40000).

Achtung: Bitte seien Sie bei pflanzlichen Heilmitteln oder Enzympräparaten nicht sparsam.

Stufenschema der Behandlung der Bauchspeicheldrüsenschwäche

- Fettarme Ernährung – achten Sie besonders auf die versteckten Fette in Kuchen, Schokolade, Wurst und Käse, etc.
- Bauchspeicheldrüsenstimulierende Pflanzenpräparate, z. B. Harongan®
- Enzympräparate, z. B. Kreon®, je nach Ausmaß der Schwäche und des Fettgehalts der Nahrung dosieren
- Nehmen Sie die Enzyme immer zu den Mahlzeiten ein, denn dabei werden sie benötigt
- Bei schwerer Bauchspeicheldrüsenschwäche zusätzlich ein alkalisierendes Präparat, z. B. BicaNorm® oder Nephrotrans®. Achtung: nur nach ärztlicher Verordnung!

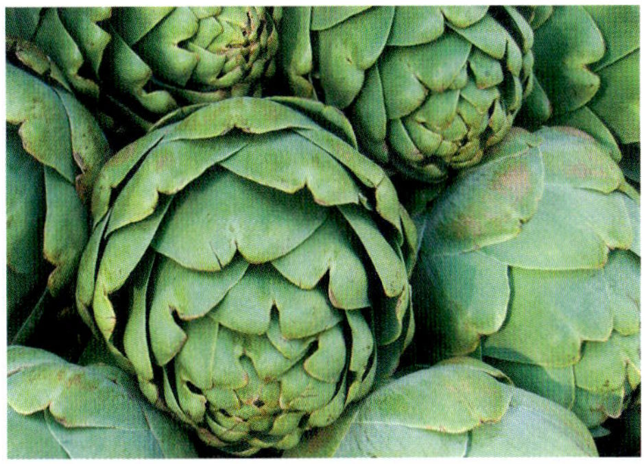

▲ Artischocken unterstützen eine schwache Galle.

Hilfe bei Laktoseintoleranz

Da das fehlende milchzuckerspaltende Enzym Laktase im Dünndarm die Ursache der Laktoseintoleranz ist, können Betroffene zu jeder Mahlzeit Laktase einnehmen und dadurch den Mangel beheben. Mittlerweile gibt es auch Laktase in Apotheken oder Reformhäusern zu kaufen. Jedem Patienten mit Laktoseintoleranz ist anzuraten, sich Laktase zu besorgen und damit eigene Versuche durchzuführen.

Sie fragen sich bestimmt, wie viel Laktase Sie benötigen, damit Sie die Laktose oder laktosehaltige Lebensmittel gut vertragen. Eine Dauertherapie sollte dann – schon wegen der relativ hohen Kosten – jedoch nicht mit der Laktase praktiziert werden.

Etwa bei einer Einladung zum Essen kann es aber durchaus hilfreich sein, Laktase zuzuführen, um beispielsweise wie alle anderen Gäste auch von der Sahnesauce essen zu können. Die Laktase sollten Sie direkt zu dem laktosehaltigen Gang essen; dafür wird sie ja benötigt.

Laktose meiden

Grundlage der Therapie bei Laktoseintoleranz ist aber der weitgehende Verzicht auf Laktose. Bei einer sehr stark ausgeprägten Laktoseintoleranz sollten Sie sich praktisch laktosefrei (maximale Zufuhr 1 g Laktose täglich) ernähren. Bei etwas geringerer Ausprägung der Laktoseintoleranz reicht eine laktosearme Kost (maximal 5 bis 10 g Laktose täglich) aus. Die individuelle Schwelle müssen Sie selbst ausloten.

Wichtige Regeln bei Laktoseintoleranz

- Milchprodukte werden meist nicht vertragen, außer Käsesorten mit einem Laktosegehalt bis zu 1 g pro 100 g – je älter und härter, desto laktoseärmer und verträglicher.
- Laktosefreie Milchersatzmittel sind Soja- oder Kokosmilch.
- Joghurt mit lebenden Kulturen werden etwas besser vertragen als erhitzter Joghurt, da die Milchsäurebakterien des Joghurts einen Teil der erhaltenen Laktose abbauen.
- Kartoffeln, Gemüse, Obst, Fleisch, Fische, Eier und Fette sind praktisch laktosefrei.
- Fragen Sie Ihren Metzger auch nach dem Laktosegehalt seiner Würste.
- Auch Süßigkeiten wie Milchschokolade, Pralinen, Bonbons, Schokoladeriegel und Eiscreme (auch Fruchteis) sind oft laktosereich.
- Viele Brote, Knäckebrot, Brötchen oder Kuchen enthalten Milch, Milchpulver oder Sahne und damit Laktose.
- Ganz wichtig: Viele Fertiggerichte wie z. B. Kartoffelpüreeflocken, Fertigsaucen, Fertigsuppen, diverse Instantpulver, Dessertcremes, enthalten teilweise beträchtliche Mengen Laktose. Bitte studieren Sie die Zutatenliste oder informieren Sie sich gegebenenfalls beim Hersteller.

Laktosegehalt wichtiger Milchprodukte (g/100 g)

Milchpulver	mind. 40
Joghurt mit Früchten	13
Kondensmilch	11
Eiscreme, auch Fruchteis	6
Schmelzkäse	5
Joghurt	5
Kefir	5
Fertigdesserts	5
Kaffeesahne	4
Dickmilch	4
Molke	4
Buttermilch	4
Emmentaler, Bergkäse	3
Quark	3
Hüttenkäse	3
Sahne (süß, sauer)	3
Crème fraîche	3
Frischkäse 40 %	3
Edamer, Gouda	2
Chester, Schafskäse, Limburger, Romadur, Mozzarella, Butterkäse, Harzer, Raclette	unter 1
Butter	0,6
Butterschmalz (Ghee)	0

Gesäuerte Milchprodukte enthalten weniger Laktose, da die Milchsäurebakterien einen Teil des Milchzuckers bereits abgebaut haben. Lange gereifter Käse enthält keinen Milchzucker und inzwischen bekommen Sie laktosefreie Milch in jedem Supermarkt (z.B. Minus-L®)

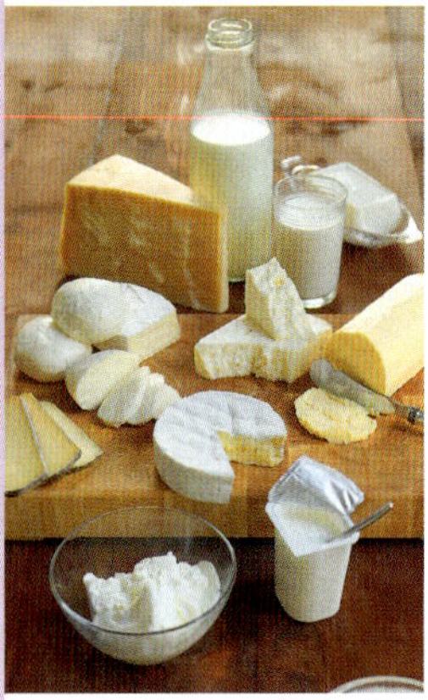

▲ Der Laktosegehalt von Milchprodukten variiert stark!

Achtung: Laktose in Medikamenten

Einige Medikamente sind sehr laktosereich. Dabei handelt es sich um mikrobiologische Präparate mit Milchsäurebakterien (Bifido-, Laktobazillen). Diese verwerten Laktose als ihre natürliche Nahrung, weshalb die Kombination prinzipiell Sinn macht. Patienten mit Laktoseintoleranz sollten natürlich einen großen Bogen machen um solche Präparate. Mittlerweile gibt es aber auch Medikamente ohne Milchzucker. Fragen Sie Ihren Arzt oder Apotheker.

Es gibt auch Mineralpräparate auf Milchzuckerbasis (z.B. Basica®). Diese Präparate sind bei Laktoseintoleranz leider ebenfalls nicht sinnvoll.

Homöopathische Tabletten bestehen zu fast 100 Prozent aus Laktose. Wenn Sie vier handelsübliche homöopathische Tabletten einnehmen, dann haben Sie bereits 1 Gramm Laktose gegessen. Bei einem auf Laktose sehr empfindlich reagierenden Menschen kann dies schon ausreichen, um Beschwerden zu erzeugen. Manchmal werden auch größere Mengen homöopathischer Medikamente oder Schüßler-Salz-Tabletten verordnet (z.B. stündlich eine oder 3 × 4 tgl.). Dabei kommen Laktosemengen zusammen, die bei Laktoseintoleranz problematisch sein können. Sie müssten dann anstelle der Tabletten auf Tropfen oder Globuli (Kügelchen aus Rohrzucker) ausweichen.

Wichtig
Laktoseintoleranz ist keine Allergie! Kleine Mengen werden auch von sehr empfindlichen Menschen in aller Regel toleriert.

In der Arzneimittelbeschreibung zahlreicher Medikamente steht bei den Hilfsstoffen u.a. oft die Laktose aufgeführt. Patienten mit Laktoseintoleranz geraten manchmal geradezu in Panik und meinen, dieses Medikament auf keinen Fall nehmen zu dürfen, weil sie doch eine Laktoseintoleranz haben.

Doch die Mengen im Überzug einer Tablette bewegen sich meist im Milligramm-Bereich. Lediglich wenn Sie wiederholt nach einem laktosehaltigen Medikament ihre typischen Beschwerden entwickeln, sollten Sie zusammen mit dem Arzt oder Apotheker nach einer laktosefreien Alternative suchen.

Wie groß ist die Wahrscheinlichkeit für Osteoporose?

Dass insbesondere Frauen mit Laktoseintoleranz wegen ihres Kalziummangels eine Osteoporose entwickeln, liegt nahe, stimmt aber nicht. Bedenken Sie bitte: 80 Prozent der gesamten erwachsenen Weltbevölkerung vertragen keine Milchprodukte. Vergleichende statistische Erhebungen konnten jedoch keine Häufung von Frakturen in den Bevölkerungen ohne Milchwirtschaft feststellen. Erstaunlicherweise ist hier die Rate an Frakturen bei älteren Menschen sogar geringer.

Natürlich spielen andere Faktoren wie beispielsweise Bewegung oder die Sonneneinstrahlung eine wichtige Rolle, aber die Aussage, dass eine milchfreie Kost unweigerlich zu Osteoporose führt, ist in dieser Form sicher falsch. Die Bedeutung der Milchzufuhr in der Osteoporosevorbeugung wird meines Erachtens weit überschätzt.

Nüsse, Soja und Sprudel liefern Kalzium

Sie können Ihre Kalziumzufuhr auch bei Laktoseintoleranz leicht sichern. Wussten Sie, dass praktisch alle Gemüsesorten kalziumreicher als Vollmilch sind? Zwar ist Milch kalziumreicher, wenn man den Gehalt pro 100g berücksichtigt, wird aber der Gehalt pro 1000 Kalorien berechnet, dann liegt das Gemüse vorn. Nüsse, Samen und Sojaprodukte sind ebenfalls sehr kalziumreich. Und auch Mineralwasser, wenn es mehr als 250mg/l enthält, kann viel zur Deckung Ihres Kalziumbedarfs beitragen. Studieren Sie das Etikett und wählen sie ein kalziumreiches Wasser, wenn Sie wegen einer Laktoseintoleranz auf Milchprodukte verzichten müssen.

Einige Sorten mit sehr hohem Gehalt an Kalzium (≥ 250 mg/l)

- Elisabethquelle
- Imnauer Apollo
- Luisen Brunnen
- Remstaler Sprudel
- Mühringer
- St. Margareten
- Rietenauer
- Wildberg Quelle

Hilfe bei Fruktoseintoleranz

Im Gegensatz zur Laktose gibt es bei der Fruktoseunverträglichkeit kein Enzym, das Sie zur Unterstützung Ihrer Verdauung zuführen können. Die einzig mögliche und erfolgreiche Therapie ist, Fruktose mehr oder weniger vollständig zu meiden.

Info
Denken Sie daran, dass normaler Haushaltszucker zur Hälfte aus Fruktose besteht und daher ebenfalls gemieden werden muss. Versteckter Zucker ist in vielen, besonders in stark verarbeiteten Lebensmitteln reichlich enthalten.

Wichtige Regeln bei Fruktoseintoleranz

- **Süßigkeiten** wie Milchschokolade, Pralinen, Bonbons, Schokoladeriegel und Eiscreme sind fruktosereich.
- **Honig:** Dies gilt auch, wenn die Süßigkeiten mit Honig hergestellt sind
- **Früchte:** Fast alle Frucht- und Obstsorten sowie daraus hergestellte Säfte und Limonaden oder Marmeladen enthalten viel Fruktose. Jegliches Trockenobst ist eine regelrechte Fruktosebombe.
- **Gemüse** ist meist relativ fruktosearm, bei extremer Fruktoseempfindlichkeit und Zufuhr größerer Mengen kann es aber Probleme geben.
- **Dressings:** Fertige Salatsaucen sind mitunter reich an Fruktose, viel Zucker steckt insbesondere in Tomatenketchup.

Lebensmittel mit einem Gehalt von unter 1 g pro 100 g Lebensmittel werden meist vertragen, bei allen anderen Gehalten spielt die Ausprägung der Intoleranz eine Rolle.

Angst vor Vitaminmangel – berechtigt?

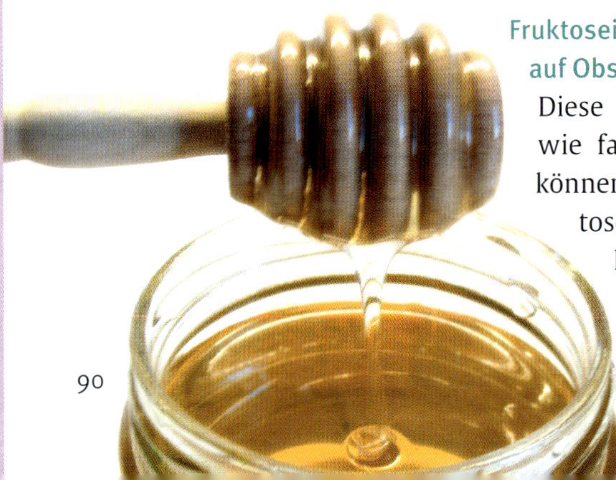

Fruktoseintoleranz = weitgehender Verzicht auf Obst = Vitaminmangel

Diese Gleichung ist genauso naheliegend wie falsch. Wie Sie der Liste entnehmen können, sind die meisten Gemüse so fruktosearm, dass Sie davon reichlich essen können. Wenn Ihre Fruktoseintoleranz so stark ausgeprägt sein sollte, dass bereits Gemüse zu Beschwerden führt, müssten Sie gegebenenfalls ein Multivitaminpräparat einnehmen.

Liste mit dem Fruktosegehalt wichtiger Lebensmittel (g/100 g)

Haushaltszucker	50
Diabetikerkonfitüren	bis zu 50
Nussnougatcreme	bis zu 50
Honig	40
Trockenobst	25–40
Schokolade	25
Liköre	bis zu 25
Tomatenketchup	12
Weine	bis zu 10
Weizenkeime	7,5
Ananas, Apfel, Banane, Birne, Honigmelone, Mango, Pflaume, Süßkirsche, Weintraube	5–10
Beeren, Kiwi, Orange, Pfirsich, Sauerkirsche, Stachelbeere	2–5
Karotte, Rote Bete, Soja, Süßkartoffel, Zwiebel	2–5
Aubergine, Blumenkohl, Brokkoli, Chicorée, Grünkohl, Gurke, Kohlrabi, Kürbis, Paprika, Rotkohl, Schwarzwurzel, Spargel, Tomate, Weißkohl, Zitrone, Zucchini, Zuckermais	1–2
Avocado, Champignon, Endivien, Erbsen, Feldsalat, Kartoffel, Kopfsalat, Papaya, Rhabarber, Spinat, Radieschen, Rettich	unter 1
Vollkornreis, -hafer, -roggen, -gerste, -weizen	unter 1
Fleisch, Fisch, Eier	unter 1
Bier, Rotwein	unter 1
Mineralwasser, ungesüßter Tee, Kaffee	0

Im Zweifelsfall können Sie auch Vitamin- und Mineralstoffuntersuchungen im Blut durchführen lassen. Bei den Mineralstoffen (und einigen Vitaminen) ist die Vollblutanalyse allerdings genauer als die üblicherweise durchgeführte Serumuntersuchung.

Auch mit einer Fruktoseintoleranz lässt es sich leben. Wichtig ist doch: Wenn die Fruktoseintoleranz als Ursache Ihrer Blähungen, Durchfälle und sonstigen Verdauungsbeschwerden erkannt wurde, können Sie selber aktiv etwas dagegen tun. Die Einschränkungen beim Essen sind doch nichts im Vergleich zum Gewinn an Lebensqualität durch die Beseitigung der Bauchbeschwerden. Ein kleiner Trost zum Schluss: Patienten mit Fruktoseintoleranz haben meist ein ausgezeichnetes Gebiss (weil sie kaum Süßes essen).

Achtung: Wenn Sie eine Fruktoseintoleranz haben, dann vertragen Sie meistens auch kein Sorbit.

Hilfe bei Sorbitintoleranz

Wie schon bei der Fruktose gilt auch bei Sorbit: bei Unverträglichkeit weitestgehend meiden. Da es sich um einen künstlichen Zuckerersatzstoff handelt, ist dies bei Zufuhr naturbelassener Nahrungsmittel auch leicht möglich.

Sorbitreiche Lebensmittel

- nahezu alle Diabetiker- und Light-Produkte
- zuckerfreie Kaugummis
- zuckerfreie Lutschbonbons
- Birnen
- Aprikosen
- Pflaumen
- Äpfel
- Pfirsiche
- Trockenobst

Kaugummi verursacht extreme Blähungen

Fallbericht aus meiner Praxis: Eine Stewardess klagte über unerträgliche Blähungen. Dies ist besonders tragisch, da aufgrund der Luftdruckunterschiede zwischen dem Boden und dem Kabinendruck die Darmgase eine enorme Ausdehnung auf der Reiseflughöhe (Kabinendruck entsprechend etwa 2000 m Meereshöhe) erfahren. Eine Stewardess, die unter Blähungen leidet, ist also doppelt gestraft.

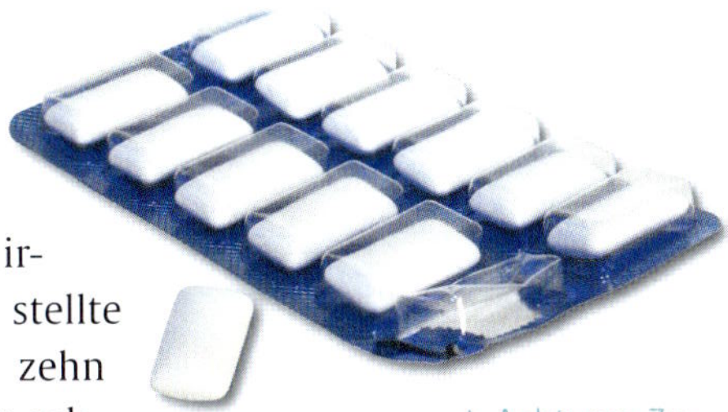

▲ Achtung: Zuckerfreies Kaugummi bereitet selbst Gesunden zum Teil Probleme.

Alle diagnostischen und therapeutischen Bemühungen blieben erfolglos. Schließlich schrieb die Stewardess zwei Wochen lang alles auf, was sie in irgendeiner Form zu sich nahm. Dabei stellte sich heraus, dass sie täglich mehr als zehn Kaugummis aß. Weil sie auf ihre Figur achtete, griff sie zur zuckerfreien Variante. Diese enthalten aber meist Sorbit, was ihr Darm gar nicht vertrug. Erst der Hinweis aus dem Ernährungstagebuch auf eine mögliche Ursache und der anschließende Therapieversuch brachten die Lösung: Ohne sorbithaltige Kaugummis litt die Stewardess auch nicht mehr unter Blähungen. Sie achtet jetzt auch bei anderen Lebensmitteln und Getränken darauf und ist völlig beschwerdefrei.

Das Führen eines zweiwöchigen, peinlich genauen **Ernährungstagebuchs** – am besten mit einer Spalte, in die Sie die subjektiven Beschwerden auflisten – ist bei unklaren Verdauungsbeschwerden mitunter wegweisend.

Oft merkt der Betroffene erst dann, dass beispielsweise gehäuft nach fetten, süßen oder milchhaltigen Speisen vermehrt Beschwerden auftreten. Manchmal findet daraus die Ernährungsberaterin den entscheidenden Hinweis.

Hilfe bei Glutenunverträglichkeit

Wenn Sie eine Glutenenteropathie mit der Ernährung behandeln wollen, ist es ganz wichtig, dass Sie bei hochgradigem Verdacht auf eine Glutenunverträglichkeit glutenhaltige Lebensmittel ganz konsequent und für mehrere Monate meiden. Nur dann lässt sich abschätzen, ob Sie langfristig wirklich von einer glutenfreien Kost profitieren. Leider gibt es auch gar keine andere therapeutische Möglichkeit als die Diät.

Meiden müssen Sie

- Weizen, Roggen
- Gerste, Hafer
- Dinkel, Grünkern
- Kamut

Folgende Getreidesorten vertragen Menschen mit Glutenunverträglichkeit

- Reis
- Mais
- Hirse
- Buchweizen
- Amaranth
- Quinoa

Hier kann überall Gluten versteckt sein

- Back- und Teigwaren
- Mehlspeisen
- Nudeln
- Bier
- Getreidekaffee
- Malzbonbons
- Fleisch und Fisch mit Panade
- Couscous
- Wurst deren genaue Zusammensetzung unklar ist
- Schmelzkäse, Gorgonzola, Roquefort (Schimmelpilz wird auf Brot gezüchtet, damit kann die Glutenfreiheit nicht garantiert werden)
- Frischkäsezubereitungen
- Fertiggerichte, -suppen und -saucen
- Fruchtzubereitungen, eingedickte Früchte
- fast alle Süßwaren
- Senf, Ketchup, Gewürzmischungen
- fast alle Medikamente mit Drageeumhüllung

Heikel wird es dann, wenn Sie sich nicht selbst um Ihr Essen kümmern, z.B. wenn Sie eingeladen sind oder im Restaurant oder in der Kantine essen. Am besten ist es, wenn Sie sich die einzelnen Komponenten ohne Zusätze wie Saucen, Panaden, Überbackenes, Frittiertes etc. bestellen, z.B. ein gemischter Salat mit Essig und Öl oder ein Steak natur plus Kartoffeln/Ofenkartoffeln plus Gemüse in Butter geschwenkt oder gedünsteten Fisch plus Reis (ohne Wildreis!) plus Gemüse in Butter geschwenkt.

Bei folgenden Lebensmitteln dürfen Sie zugreifen

- Soja und alle daraus hergestellten Teigwaren
- Kartoffeln und daraus hergestellte Gerichte
- Gemüse
- Obst
- Hülsenfrüchte
- Milch und Milchprodukte
- Fleisch
- Fisch
- Eier
- Käse Sesam, Mohn, Leinsamen
- Nüsse, Mandeln, Samen
- Bindemittel: Guar- oder Johannisbrotkernmehl
- Salz, Kräuter und Gewürze
- Kaffee, Schwarztee, Grüntee
- Wein
- Mineralwasser
- Fruchtsäfte (ohne Zusätze)
- glutenfreie Fertigprodukte (in Abteilungen von Supermärkten, Reformhäusern oder Drogerien)

Selbst kleinste Mengen Gluten schädigen den Darm

Gerade bei einer Erkrankung wie Glutenenteropathie müssen Sie konsequent sein. Während man bei einer Laktose- oder Fruktoseintoleranz kleine Menge Milch- oder Fruchtzucker verträgt, können bei einer Glutenunverträglichkeit auch kleinste Mengen Gluten den erreichten Therapieerfolg wieder infrage stellen. Sie werden bei einer Diätsünde möglicherweise gar nicht einmal in den nächsten Stunden reagieren, aber langfristig wird die Darmschleimhaut erneut geschädigt oder kann sich nicht richtig regenerieren.

Es handelt sich eben bei einer Glutenunverträglichkeit nicht um eine Nahrungsmittelunverträglichkeit, sondern prinzipiell um eine Allergie: Kleinste Mengen schädigen den Darm.

Manchmal wird auch vollmundig eine Heilung bei Glutenunverträglichkeit versprochen. Nach einer entsprechenden Therapie beginnt der Patient dann, glutenhaltige Lebensmittel zu essen, verspürt keine Beschwerden und wähnt sich daher als geheilt. Die Rechnung muss er dann nach einigen Monaten bezahlen, wenn es durch den Kontakt mit Gluten wieder zu Antikörperanstiegen, allergischen Reaktionen der Schleimhaut und einer Schädigung derselben gekommen ist.

Die glutenfreie Ernährung gewinnt noch dadurch an Bedeutung, dass es Hinweise darauf gibt, dass das Krebsrisiko bei Glutenunverträglichkeit erhöht ist, wenn die Nahrung Gluten enthält – selbst dann, wenn der Patient keine wesentlichen Beschwerden hat.

Mittlerweile gibt es eine ganze Reihe von Fertiglebensmitteln, die garantiert glutenfrei sind – auch Saucen, Suppen, Desserts, Würzmittel etc., die üblicherweise Gluten enthalten. Im Supermarkt und in Drogeriemärkten sind inzwischen viele Lebensmittel als glutenfrei ausgezeichnet. Sie können das an dem Logo für glutenfrei erkennen.

Es gibt einige Firmen, die sich auf die Herstellung und/oder den Vertrieb von glutenfreien Lebensmitteln spezialisiert haben. Sie finden die Adressen im Anhang auf Seite 132.

Hilfe bei Histaminintoleranz

Wenn bei Ihnen eine Histaminintoleranz nachgewiesen wurde oder aufgrund der Unverträglichkeit Histamin enthaltender oder freisetzender Lebensmittel, Genussmittel oder Medikamente wahrscheinlich ist, sollten Sie die Substanzen der aufgeführten Listen weitgehend meiden.

Histaminreiche oder -freisetzende Lebensmittel

- Rotwein enthält am meisten Histamin – je älter desto mehr
- Eingelegte oder konservierte Lebensmittel
- Geräuchertes Fleisch, Wurst oder Schinken
- Fischprodukte, insbesondere Fischkonserven und geräucherte Fische
- Meeresfrüchte
- gereifte Käsesorten – je älter desto mehr
- einige Gemüsesorten (besonders Sauerkraut, Tomaten, Auberginen, Spinat, Avocados)
- einige Obstsorten (z. B. Orange, Mandarine, Grapfruit, Bananen, Rote Pflaumen, Birnen, Kiwi, Erdbeeren, Himbeeren)
- alle eingelegten oder konservierten Gemüse
- Bohnen und Hülsenfrüchte (besonders Kichererbsen und Sojabohnen, auch Erdnüsse)
- Sojaprodukte (Sojamilch, Sojasahne, Tofu, Sojasauce)
- Produkte aus Weizen
- Bier, insbesondere Hefeweizen
- Kaffee, schwarzer oder grüner Tee
- Obst- und Gemüsesäfte
- Schokolade, Kakao, Marzipan, Nougat, Knabbergebäck, Süßigkeiten mit Konservierungsstoffen
- Nüsse, Walnüsse, Cashewkerne
- Hefe
- Weinessig (besonders Rotweinessig), Tafelessig
- scharfe Gewürze begünstigen die Histaminaufnahme im Magen-Darm-System

Zusatzstoffe, die Sie fortan meiden sollten

Konservierungsmittel: E 210–219, E 200–203
Schwefelverbindungen: E 221–228
Geschmacksverstärker: E 620–625

Farbstoffe, die Sie fortan meiden sollten

- E 100, E 101, E 102, E 104
- E 120, E 123, E 127
- E 131, E 132

Medikamente, die zu Problemen führen können

- ASS (Acetylsalicylsäure), z. B. Aspirin®
- NSAR (nichtsteroidale Antirheumatika), z. B. Voltaren®
- Muskelrelaxanzien (Muskelentspannungsmittel)
- Acetylcystein (Schleimlöser ACC)
- Ambroxol (Schleimlöser, z. B. Mucosolvan®)
- Amitriptylin (z. B. Saroten®)
- Chlroroquin (Malaria- und Rheumamittel, z. B. Resochin®)
- Clavulansäure (Antibiotikum, z. B. Augmentin®)
- Isoniazid (Tuberkulosemittel)
- Metamizol (Schmerzmittel, z. B. Novalgin®)
- Metoclopramid (MCP, z. B. Paspertin®)
- Propafenon (Antiarrhythmikum, z. B. Rytmonorm®)
- Theophyllin (Asthmamittel, z. B. Euphyllin®)
- Verapamil (Blutdruckmittel, z. B. Isoptin®)

Zusätzlich können Sie Nährstoffe einsetzen, die die Diaminoxidase unterstützen und damit den Abbau von Histamin fördern. Dazu gehören Vitamin C, B_6, Zink, Kupfer und Magnesium, Kalzium.

Therapie der Histaminintoleranz

- entsprechende Lebensmittel meiden
- mit dem Rauchen aufhören
- Alkohol nur selten und in kleinen Mengen
- Zusätzliche Zufuhr von Vitamin C, z. B. 3 × ¼ TL tgl., Magnesium 150 bis 300 mg und Kalzium 1 000 mg
- bei nachgewiesenem Diaminoxidasemangel auch Vitamin B_6, z. B. Vitamin B_6 Hevert® Tabl. 1 × tgl., bei gutem Ansprechen später evtl. Reduktion auf 1-mal pro Woche
- ebenso Zink, z. B. Cefazink® 10: 1 bis 3 × tgl. ½ Stunde vor einer Hauptmahlzeit, sowie KupferPOS® Tabl. abends vor dem Zubettgehen (nicht direkt zusammen mit Zink einnehmen)

Hilfe bei Nahrungsmittelallergien

Allergieauslösenden Lebensmitteln sollten Sie strikt aus dem Weg gehen. Anders als bei einer Laktose- oder Fruktoseintoleranz, wo kleine Mengen noch verträglich sind, können bei einer Allergie unter Umständen schon Spuren der betreffenden Lebensmittel zu Beschwerden führen. Dies kann sogar dann der Fall sein, wenn ein verträgliches Lebensmittel mit geringsten Mengen eines Allergens verunreinigt ist, weil etwa eine Maschine in der Lebensmittelproduktion nicht gründlich genug gereinigt worden ist.

Auch die Gentechnologie hält für den Allergiker einige Fallstricke bereit. Wenn etwa ein Lebensmittel gentechnologisch verändert wurde und nun Gene enthält, die Eiweiße produzieren, wie sie nur in Erdnüssen vorkommen, kann dies für einen Erdnussallergiker nicht nur unangenehm, sondern sogar gefährlich werden. Selbst wenn das Lebensmittel als gentechnologisch verändert gekennzeichnet wurde – und die Industrie drückt sich hier, wo sie nur kann –, kann der Verbraucher nicht erkennen, ob Gene seiner für ihn unverträglichen Lebensmittel enthalten sind. In den USA hat es bereits Todesfälle gegeben.

Allergiker – und eigentlich jeder, aber Allergiker unter allen Umständen – sollten gentechnologisch veränderte Lebensmittel meiden wie der Teufel das Weihwasser.

Dem Allergen erst einmal aus dem Weg gehen

Wenn bei Ihnen eine Allergie nachgewiesen wurde, sollten Sie das Lebensmittel mindestens zwei Jahre konsequent meiden. Danach können Sie versuchen, es in kleinen Mengen wieder zuzuführen. Wenn Sie dann abermals reagieren, müssen Sie dem Lebensmittel konsequent aus dem Weg gehen. Falls aber keine Symptome auftreten, führen Sie eine sogenannte Rotationsdiät durch: Sie nehmen das Lebensmittel nicht häufiger als einmal alle fünf Tage und in keinen großen Mengen zu sich. Treten später doch wieder Symptome auf, sollten Sie lieber ganz verzichten.

Bei IgG-vermittelten Allergien sollte ein Lebensmittel nur dann gemieden werden, wenn es auch eine Reaktion auslöst. Dies festzustellen, kann manchmal ein bisschen kompliziert sein, da IgG-vermittelte Allergiesymptome eher zeitverzögert auftreten und daher nicht unbedingt eindeutig zuzuordnen sind. Haben Sie die Übeltäter einmal entlarvt, werden die Allergieauslöser ein halbes Jahr gemieden und später in kleinen Mengen, maximal alle fünf Tage, wieder in den Speiseplan eingefügt. Bei einer erneuten Verschlechterung der Symptomatik sollten Sie das Allergen für länger oder für immer meiden.

Achtung: Bei IgG- und auch bei energetischen Tests (Seite 71, 73) müssen Sie stets durch Provokations- und Auslasstests herausfinden, ob ein Lebensmittel wirklich nicht verträglich ist. Dabei wird ein verdächtigtes Lebensmittel für mehrere Tage weggelassen und dann in größerer Menge verzehrt.

Zusätzlich können Sie die Mineralstoffe Magnesium, Zink, Kalzium und auch Vitamin C einnehmen. Diese Vitalstoffe helfen, Histamin abzubauen.

Wichtige Nährstoffe bei Allergien

- Zink 10 mg (z. B. Cefazink 10) morgens ½ Stunde vor dem Frühstück (bei nüchterner Einnahme wird Zink besser aufgenommen), bei Nachweis eines Mangels durch eine Vollblutanalyse bis zu 3 × tgl.
- Kalzium 1 000 mg (z. B. Calcium Sandoz fortissimum) mittags ½ Stunde vor dem Essen – bei nachgewiesenem Vitamin-D-Mangel großzügige Zufuhr von Vitamin 1 000–2 000 IE, um die Kalziumaufnahme zu verbessern.
- Magnesium 300 mg (z. B. Magnesium Verla 300 Beutel) abends direkt vor dem Schlafengehen einnehmen. Sollte hierunter der Stuhl weicher werden, gehen Sie auf einen halben Beutel zurück.
- Vitamin C, 3 × ¼ Teelöffel täglich (www.ganzheits-medizin.de/vitamin-c)

Info

Magenfreundliches Vitamin C selbst mischen

Wenn Sie Vitamin C schlecht vertragen, können Sie selbst einfach und preisgünstig ein neutralisiertes Vitamin C herstellen. Wenn Sie 100 g Vitamin-C-Pulver mit 48 g Natron (Natriumbikarbonat) mischen, so erhalten Sie neutrales, nicht sauer schmeckendes Natriumascorbat. Falls Sie keine Briefwaage zur Hand haben, nehmen Sie einfach von 50 g Natron $^1/_2$ Teelöffel ab. Achtung: In Wasser gelöst, schäumt dieses Natriumascorbat stark auf. 1 Teelöffel dieser Mischung enthält etwa 2 bis 3 Gramm Vitamin C.

Ein Leaky-Gut-Syndrom sollte behandelt werden

Wenn es im Stuhl Hinweise auf eine Undichtigkeit der Darmschleimhautbarriere gibt, ein sogenanntes Leaky-Gut-Syndrom, das erkennbar ist an einem hohen 1-Antitrypsin im Stuhl, sollten Sie eine Therapie in Angriff nehmen, denn bei einer undichten Schleimhaut können auch größere Eiweißmoleküle die Barriere durchdringen. Allergien können so erst entstehen. Daher sollten Sie sich mit einem nachgewiesenen Leaky-Gut-Syndrom unbedingt behandeln lassen. Hierzu kann eine – manchmal nur vorübergehende – Gabe von pflanzlichen Präparaten wie

- Myrrhinil intest®,
- Luvos® Heilerde oder Mucofalk®

sowie eine mikrobiologische Therapie wie Mutaflor® oder Synerga® hilfreich sein. Damit verschwindet zwar allein nicht die Allergie, die regenerierte Schleimhaut trägt aber indirekt dazu bei, dass nicht noch zusätzlich neue Allergien entstehen.

Therapie des Leaky-Gut-Syndroms

- Myrrhinil intest® Kps. 3 × 3 für etwa 3 Wochen (Packung mit 200 Kapseln)
- Alternativ: Luvos® Heilerde 1 oder ultra 3 × 1 TL oder EL oder Mucofalk® 3 × 1 ½ bis 1 Beutel

- Außerdem: Mutaflor® mite eine Woche lang 1 × 1, dann eine Woche lang 2 × 1, dann Mutaflor® Kps. Drei Wochen 1 × 1 (je eine Packung Mutaflor® und Mutaflor® mite N1)
- Alternativ: Colibiogen® oral Lösung morgens 1 TL

Hilfe bei Reizdarmbeschwerden nach Infektionen oder Antibiotika

In einem der vorderen Kapitel habe ich mich darüber beklagt, dass die Stuhldiagnostik von vielen Ärzten sträflich vernachlässigt wird (Seite 45). Wenn dieses wertvolle Diagnostikmaterial aber schon einmal einer genaueren Betrachtung unterzogen wird, dann beschränken sich viele Ärzte und Heilpraktiker meist auf die Stuhlfloraanalyse. Wird dann ein Mangel an beispielsweise E.-coli-Bakterien oder Laktobazillen gefunden, glaubt man häufig, die Ursache der Beschwerden gefunden zu haben, lässt den Patienten die fehlenden Bakterien schlucken und erhofft sich so einen durchschlagenden Erfolg – ganz nach dem leicht abgewandelten Motto »die guten ins Kröpfchen, die schlechten ins Töpfchen«.

Dieser Erfolg tritt aber fast nie ein, da hier Ursache und Wirkung verwechselt werden. Die Ursache einer Dysbiose, also einer Fehlverteilung der Darmbakterien (von den einen gibt es zu viel, von den anderen zu wenig), liegt nahezu immer in einer tiefergehenden ökologischen Störung verborgen. Wenn etwa eine Fettverdauungsstörung oder eine Nahrungsmittelallergie dazu führen, dass Nährstoffe in den Dickdarm gelangen, wo sie nicht hingehören, so stürzen sich dort angesiedelte Darmbakterien auf den unverhofften »Segen von oben«. Es werden dann Keime – meist Fäulniskeime – angezüchtet, die wir physiologisch nicht oder nicht in dieser Menge im Darm finden. Und diese Bakterien produzieren bei der Verdauung des Futters reichlich Darmgase, die dann zu den vom Patienten beklagten Reizdarmbeschwerden führen.

Info

Wie bringe ich Kamele in die Antarktis?

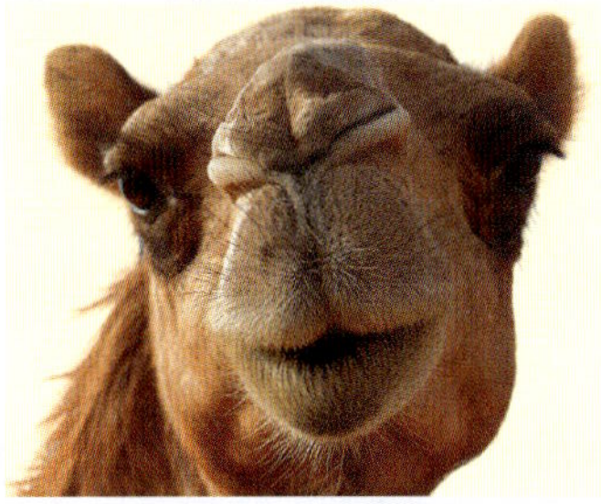

Diese Frage scheint Ihnen weit hergeholt – ist sie ja auch, weiter als die Antarktis geht nun wirklich nicht. Sie ist aber völlig ernst gemeint. Ich behaupte, dass die Gabe von fehlenden Darmbakterien meist genauso sinnlos ist, wie der Versuch, Kamele in der Antarktis anzusiedeln. Ich kann jeden Tag ein großes Schiff mit tausend Kamelen in die Antarktis bringen. Dann habe ich ständig tausend Kamele dort, aber auch nicht mehr, da diese spätestens nach einem Tag erfrieren. Wenn ich Kamele dauerhaft in der Antarktis ansiedeln möchte, muss ich viel Sand dorthin schaffen und die Temperatur deutlich erhöhen, d.h. ich muss die Umweltbedingungen so verändern, dass die Kamele auch eine Überlebenschance haben.

Was den frierenden Kamelen in der Antarktis recht ist, ist unseren lieben Darmbakterien nur billig. Wir müssen die ökologischen Voraussetzungen im Darm schaffen, dass sie sich dort auch wohlfühlen. Zunächst müssen also Aufnahmestörungen von Nährstoffen – soweit vorhanden – beseitigt werden. Denken Sie bei einer mikrobiologischen Therapie also immer in ökologischen Zusammenhängen – und versuchen Sie nicht, Kamele in die Antarktis zu bringen ...

Ein durch die falsche Düngung erzeugtes Ungleichgewicht lässt sich durch eine medizinische Einflussnahme auf die Zusammensetzung der Darmflora (Symbioselenkung) praktisch niemals wieder normalisieren. Erstens würde qualitativ trotz Gabe der richtigen Bakterien immer noch die eigentliche Ursache fortbestehen. Zweitens würden die eingesetzten Bakterienmengen überhaupt nicht ausreichen, um ausschlaggebende Änderungen zu erzielen. Wir haben 10^{14} bis 10^{15} Bakterien

Ein schlauer Mikrobiologe hat einmal verglichen, dass das Einbringen einer Kapsel mit Darmbakterien zahlenmäßig dem Pflanzen eines einzigen Baumes im gesamten Stadtwald von Hannover entspricht ...

in unserem Darm – mehr als wir Zellen überhaupt in unserem Körper haben, nämlich etwa 10^{14}! Die Zahl 10^{15} ist eine Zahl mit 15 Nullen: 1 000 000 000 000 000 oder eine Billiarde. Ein gutes, hoch dosiertes Bakterienpräparat weist demgegenüber nur 10^9 Bakterien auf – das ist immer noch sehr viel, nämlich eine Milliarde. Nur sechs dieser Kapseln enthalten genauso viele Bakterien wie Menschen auf der Welt leben. Aber im Vergleich zur ansässigen Darmflora ist das eben fast nichts.

Die Bedeutung der Darmflora

Die Annahme, die Darmflora mit den »richtigen«, probiotischen Bakterien steuern zu können, ist genauso simpel und dumm wie die Ansicht, jeden Infekt mit den richtigen Antibiotika ausmerzen zu können. Damit möchte ich die Bedeutung der Darmflora nicht kleinreden. Im Gegenteil: Sie übernimmt unglaublich wichtige Aufgaben. Hierzu gehören

- Erhöhung des Stuhlgewichts und Normalisierung der Stuhlkonsistenz
- Training des gesamten Immunsystems
- Spaltung von Ballaststoffen und Produktion kurzkettiger Fettsäuren, die die Darmschleimhaut ernähren
- Produktion wichtiger Vitamine (z. B. Vitamin B_{12} und K)
- Schutz vor möglicherweise krank machenden Fremdkeimen, die mit der Nahrung in den Darm gelangen
- Anregung der Darmtätigkeit

Aus Platzgründen sind hier nur die allerwichtigsten Funktionen angerissen. 20 bis 50 Prozent unseres gesamten Stuhlgewichts besteht aus Bakterien. Ohne diese Bakterien hätten wir keinen normalen Stuhl. 80 Prozent aller weißen Blutkörperchen befinden sich ständig im Bereich des Darms. Diese Leukozyten sind die Polizisten unseres Körpers, die Eindringlinge wie pathogene Bakterien, Viren, Protozoen und Pilze abwehren. Ob und wie gut unser gesamtes Immunsystem arbeitet, entscheidet sich auch und vor allem im Darm. Der Darm stellt mit etwa 200 bis 600 m^2 unsere größte Grenzschicht zur Außenwelt dar.

Ja, Sie haben richtig gelesen: Außenwelt. Alles, was sich in Ihrem Darm befindet, ist für Ihren Organismus immer noch außen. Erst, wenn Ihre Darmschleimhautzelle etwas aufgenommen hat, befindet es sich in Ihrem Körper. Der Verdauungstrakt (vom Mund bis zum After) stellt ein Stück nach innen gestülpte Außenwelt dar.

Die Fläche des Darms wird häufig mit einem Fußballfeld verglichen. Das ist etwas übertrieben, aber ein Tennisplatz ist es schon. Stellen Sie sich das doch einmal vor: Sie beherbergen in Ihrem Bauch die Fläche eines gesamten Tennisplatzes!

Versuche, in denen man Tiere völlig keimfrei hat aufwachsen lassen, haben gezeigt, dass diese Tiere ein völlig ungenügendes Immunsystem aufweisen. Außerdem gediehen sie nicht richtig. Die in unserer Gesellschaft zunehmenden Kaiserschnitte sind unter diesem Aspekt nicht nur eine teure Unsitte, sie sind auch aus mikrobiologischer Sicht schlichtweg eine Katastrophe. Es gibt natürlich medizinische Indikationen für den Kaiserschnitt, der Wunsch der Schwangeren, in einigen Monaten wieder einen Bikini tragen zu können, gehört jedoch definitiv nicht dazu.

Den steril entbundenen Kindern geht so der Kontakt mit den Bakterien der Scheide verloren. Dies ist normalerweise nämlich bereits die erste mikrobiologische Therapie des Lebens. Da der Darm des Neugeborenen quasi keimfrei ist, findet beim Geburtsvorgang tatsächlich eine Symbioselenkung statt, die den Namen auch verdient. Da dabei auch Darmbakterien der Mutter übertreten, wird deutlich, wie wichtig eine gesunde Ernährung der Mutter mit Anzucht guter Darmbakterien auch für die Gesundheit des Kindes ist. Wir wissen heute, dass Allergien auch auf eine überzogene Hygiene zurückzuführen sind. Der Spruch: »Esst Dreck und ihr bleibt gesund!« ist in Maßen tatsächlich richtig und erfährt mehr und mehr eine wissenschaftliche Bestätigung.

Kaiserschnittkinder haben ein viel höheres Risiko, später einmal an Heuschnupfen, Asthma oder Neurodermitis zu erkranken. Dem noch gesunden Säugling die wichtigen Bakterien bei der Geburt vorzuenthalten, um dem später evtl. kranken Kind probiotische Joghurts hineinzulöffeln, ist dann doch nicht das Gelbe vom Ei.

Darüber hinaus tragen die Darmbakterien zu unserer Energieversorgung bei, indem für uns unverdauliche Ballaststoffe aufgeschlossen werden. Die Bedeutung der bakteriellen Vitaminproduktion für unsere Nährstoffversorgung wird noch kontrovers diskutiert, aber in einem gewissen Ausmaß tragen sie schon dazu bei. Überhaupt müssen wir zugeben, dass wir – je tiefer wir in die Mikrobiologie des Darms einsteigen – im besten sokratischen Sinne wissen, dass wir eben nichts wissen. Die Zusammenhänge zwischen Stuhlflora und Darmschleimhaut sowie die ökologischen Beziehungen der Darmbakterien untereinander sind so komplex, dass wir sie gerade einmal in Ansätzen verstanden haben. Nur so viel ist gewiss: Mit einer reduktionistischen Sichtweise werden wir diesem komplexen System in keinster Weise gerecht. Alle Versuche, auf einer vereinfachten Basis Therapien zu entwickeln und Heilerfolge zu versprechen, sind von vornherein zum Scheitern verurteilt.

Was wir wissen, ist ein Tropfen,
was wir nicht wissen, ist ein Ozean. (Isaac Newton)

Heilmittel aus Erfahrung gut

Das heißt jedoch keineswegs, dass wir nicht erfolgreich mikrobiologisch vorbeugen oder therapieren können. Dies darf aber nicht ausschließlich theoriegestützt erfolgen, sondern auf der Basis von Erfahrungswissen. Eine solche Erfahrung kann eine alte überlieferte Erkenntnis sein wie z.B., dass milchsauer vergorenes Gemüse wie Sauerkraut und Getränke wie Kefir bei Naturvölkern zu guter Gesundheit führen oder auch die kontrollierte, randomisierte, wissenschaftliche Doppelblindstudie, die beweist, dass z.B. bestimmte E.-coli-Bakterien die Darmentzündung Colitis ulcerosa lindern.

Der Wert der Therapie mit probiotischen Keimen wird bei der Therapie des Reizdarms meist überschätzt. Bei einigen Indikationen halte ich diese Behandlung aber für das absolute Mittel der Wahl. Wenn jemand einen Infekt hatte, beispielsweise einen unspezifischen Reisedurchfall, dieser Infekt nach drei oder vier Tagen abgeklungen ist, aber seitdem Reizdarmbeschwerden fortbestehen, habe ich sehr gute Erfahrungen mit der Gabe der richtigen Keime gesammelt.

Noch besser ließe sich einem solchen postinfektiösen Reizdarm vermutlich vorbeugen, wenn man prophylaktisch auf Reisen entsprechende Präparate einnimmt. Darmempfindliche sollten dies bereits vor und während einer Reise tun, andere bei Auftreten der ersten Symptome einer Darmgrippe auf Reisen.

Nebenbei: Es gibt auch Schnupfenviren, die mal auf den Darm schlagen können, auch hier ist eine mikrobiologische Therapie sinnvoll.

Mikrobiologische Therapie nach Antibiotika-Einsatz

Eine zweite wichtige Indikation für den Einsatz der mikrobiologischen Therapie ist das Auftreten von Darmbeschwerden nach einer Behandlung mit Antibiotika. Antibiotika werden übrigens immer noch viel zu häufig und falsch eingesetzt. Die meisten Infektionen werden von Viren verursacht und die lachen nur müde über Antibiotika. Und Bakterien sind ein Wunder der Natur, was die Anpassungsfähigkeit angeht. In Ländern mit einem hohen Antibiotikaeinsatz sind die Raten von Resistenzen – viele Antibiotika wirken nicht mehr, weil die Bakterien gegenüber diesen resistent, also widerstandsfähig, geworden sind – dramatisch hoch. Es gibt mittlerweile Bakterienstämme, die sogar multiresistent geworden sind, d. h. nahezu alle üblichen Antibiotika wirken nicht mehr. Das haben wir dem unkritischen Einsatz von Antibiotika zu verdanken.

Info

Übersetzt heißt Antibiotika »gegen das Leben gerichtet«.

Die spektakulären Erfolge mit der antibiotischen Therapie in der Mitte des vorigen Jahrhunderts haben die Ärzte zu der wahnhaften Vorstellung verleitet, wir könnten mit der Entwicklung immer neuer und besserer Antibiotika den Kampf gegen krankmachende Bakterien gewinnen. In unserer unermesslichen menschlichen Hybris haben wir verkannt, dass wir gegen die Natur niemals siegen können – wir können nur mit der Natur zusammenarbeiten. Eine gefährliche Lungenentzündung antibiotisch zu behandeln, ist eine solche notwendige und erfolgreiche Schlacht, aber den Krieg gegen unsere mikroskopisch kleinen Widersacher können wir nie gewinnen. Wir werden niemals alle gefährlichen Bakterien ausrotten können, ganz im Gegenteil: Wir züchten uns mit dem unkritischen Einsatz immer gefährlichere Gegner heran.

Achtung: Wenn Ihre Reizdarmbeschwerden nach einer Antibiotikabehandlung nicht verschwinden – auch nicht nach der unten angegebenen mikrobiologischen Therapie – sollten Sie eine Untersuchung Ihres Stuhls auf Clostridien veranlassen. Diese können eine sogenannte antibiotikaassoziierte Colitis verursachen. Ggf. müssen Sie diese dann mit einem anderen Antibiotikum behandeln, wenn die mikrobiologische Therapie nicht ausreicht.

Sinnvolle mikrobiologische Therapie nach Infekten

- Bei Reisen vorbeugend oder bei Auftreten der ersten Bauchbeschwerden: Hefen, z.B. Perenterol®, Perocur® oder Yomogi®, Bakterien, z.B. physiologische E.coli wie Mutaflor® oder Milchsäurebakterien wie Symbiolact® comp.
- Reizdarmbeschwerden nach einem Infekt: Mutaflor® mite eine Woche lang 1 × 1, dann eine Woche lang 2 × 1, dann Mutaflor® Kps. drei Wochen 1 × 1 (je eine Packung Mutaflor® und Mutaflor® mite N1)
- Reizdarmbeschwerden nach einer Antibiotikabehandlung: Mutaflor® mite eine Woche lang 1 × 1, dann eine Woche lang 2 × 1, dann Mutaflor® Kps. drei Wochen 1 × 1 (je eine Packung Mutaflor® und Mutaflor® mite N1)

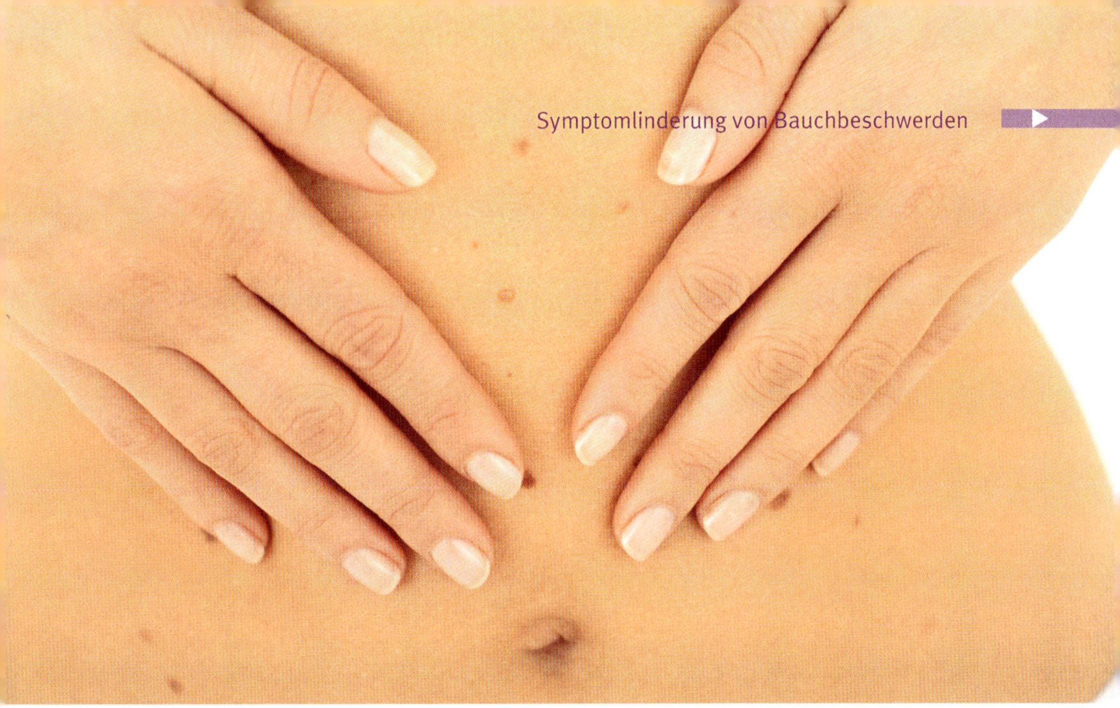

Symptomlinderung von Bauchbeschwerden

Oberstes Ziel einer erfolgreichen Behandlung sollte in jedem Fall die Beseitigung einer möglichen Ursache sein, wofür ich in den vorausgegangenen Kapiteln zahlreiche Beispiele aufgeführt habe. Die Linderung der Beschwerden ohne kausale Behandlung ist immer nur die zweitbeste Lösung. Solche symptomorientierten Maßnahmen können allerdings trotzdem sinnvoll sein – entweder weil man in der Zeit bis zum Wirkungseintritt der richtigen Therapie auch schon etwas zur Beschwerdelinderung tun möchte, weil die richtige Ursache eben noch nicht gefunden wurde oder weil tatsächlich ein Reizdarm vorliegt. Daher möchte ich Ihnen einige einfach anzuwendende und erfahrungsgemäß gut wirkende Maßnahmen vorstellen.

Was tun bei Verstopfung?

Nach der Definition in den Lehrbüchern der Inneren Medizin spricht man von einer Obstipation, wenn der Stuhl seltener als jeden dritten Tag erscheint, wenn er zu hart oder schmerzhaft oder mengenmäßig zu wenig ist und der Stuhl schafskotartig wirkt. Jeden zweiten Tag kann also durchaus normal sein, wenn Menge und Konsistenz unauffällig sind. Viele Menschen meinen, sie müssten jeden Tag »können«. Und wenn man nicht kann, dann muss man halt »müssen«.

Nichts ist falscher als diese Meinung! Ebenso wie das Schlafen gehört der Stuhlgang zu unseren natürlichen Funktionen, in die Sie möglichst wenig eingreifen, sondern eher geschehen lassen sollten. Weder Schlaf noch Stuhlgang sollte man erzwingen. Wenn Sie erst einmal beginnen, Schlaf- oder Abführmittel zu nehmen, ist der Weg in die Abhängigkeit bereits gebahnt. Nach wenigen Wochen regelmäßiger Einnahme solcher Mittel werden Sie ohne diese gar nicht mehr auskommen – spontaner Schlaf oder Stuhlgang sind dann fast nicht mehr möglich.

Die meisten in Deutschland vertriebenen Abführmittel sind darmirritierend oder enthalten darmirritierende Substanzen. Nur wenig bekannt ist, dass gerade diese Substanzen selbst eine Verstopfung begünstigen.

Kalium und Magnesium sind für die Muskeltätigkeit wichtige Mineralien. Oft ist ein Mangel sogar die Hauptursache für eine Obstipation. Da der Gebrauch der darmirritierenden Substanzen zu einem Kalium- und Magnesiummangel führen kann, wird hierdurch mitunter die Obstipation erst unterhalten, was weitere Abführmittel erforderlich macht. Dieser Teufelskreis kann rasch zum Abführmittelmissbrauch führen.

Ganz wichtig: Je plötzlicher eine Obstipation auftritt, umso mehr muss nach organischen Ursachen gefahndet werden. Wenn Sie zeitlebens einen völlig normalen Stuhl hatten und dieser sich innerhalb weniger Tage oder Wochen ohne eine nennenswerte Änderung Ihrer Ernährung oder Lebensweise verschlechtert, dann muss eine Ursache dahinterstecken. Neben genauer körperlicher Untersuchung durch den Arzt können dann u.a.

- Blutuntersuchungen, Magen-Darm-Spiegelungen,
- Ultraschall und andere bildgebende Verfahren des Bauches

notwendig sein.

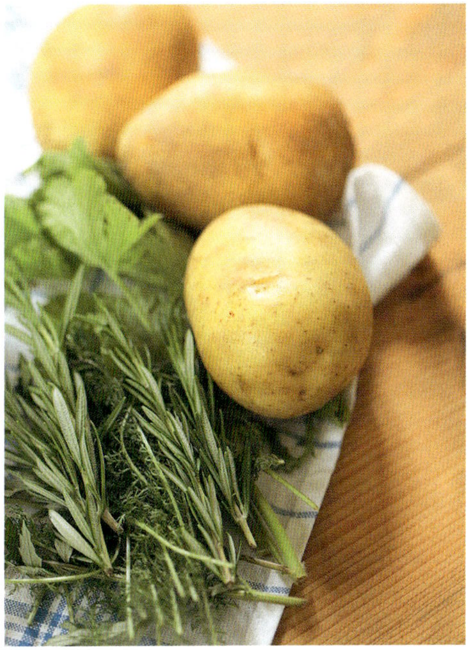

▲ Gemüse liefert wertvolle Ballaststoffe – junge Kartoffeln schmecken auch ungeschält.

Spezielle Ernährungsweise, die wirksam hilft

- **Mehr Nahrungsfasern:** Steigern Sie den Ballaststoff- und Mineralgehalt in der Nahrung, dadurch wird die Stuhlmenge erhöht und die Darmmuskeltätigkeit verbessert.
- **Mehr trinken:** Achten Sie auf eine ausreichende Flüssigkeitsmenge (mind. 2 l Mineralwasser oder Kräutertee täglich).
- **Vollkorn:** Verzehren Sie Vollkorn- statt Weißmehlprodukte (z.B. Vollkornbrot, -nudeln, -reis).
- **Rohes Gemüse:** Essen Sie eine Gemüserohkost bzw. Salat vor jedem Mittag- und Abendessen.
- **Vollwertfrühstück:** Essen Sie morgens Frischkornbrei statt Brötchen mit Marmelade.
- **Frisches Obst:** Verzehren Sie viel frisches Obst.
- **Selten Fleisch:** Fleisch- und Wurstgerichte (keine Ballaststoffe, wenig Mineralien), sollten Sie möglichst selten zu sich nehmen (max. 1- bis 2-mal wöchentlich), dafür häufig Gemüsegerichte.
- **Wenig Zucker:** Meiden Sie Süßigkeiten aller Art weitgehend.

- **Wenig Fertigprodukte:** Meiden Sie Fertigsaucen und Fertiggerichte weitgehend.
- **Wenig Drogen:** Schränken Sie Ihren Nikotin-, Koffein- (Kaffee, auch entkoffeiniert, Schwarztee, Cola) und Alkoholkonsum ein oder unterlassen Sie es ganz – gerade dann, wenn Sie es für einen regelmäßigen Stuhl brauchen.
- **Zusätzliche Ballaststoffe:** Nehmen Sie zusätzlich evtl. Weizenkleie oder Leinsamen (1–3 EL täglich, nur mit reichlich Flüssigkeit, sonst Verstärkung der Obstipation oder gar Darmverschluss möglich), z.B. zu Müsli oder Haferbrei.

Nahrungsergänzungsmittel gegen Verstopfung?

Bei Obstipation liegt oft ein Magnesiummangel vor. Die Darmmuskelzellen benötigen Magnesium für eine gute Funktion. Der Gebrauch von Abführmitteln führt auf Dauer sicher zu einem Magnesiummangel.

Wählen Sie 300–900 mg Magnesium: 1–3 Beutel eines Fertigpräparats (z.B. Magnesium Verla 300® oder Diasporal® Beutel) in Wasser oder Fruchtsaft aufgelöst. Wenn mehr Magnesium zugeführt wird, als der Darm aufnehmen kann, hat Magnesium auch eine leicht abführende Wirkung. Weitere Informationen zu Verstopfung finden Sie unter:
www.verdauungs-beschwerden.de/verstopfung

Leinsamen: 1–2 EL morgens ins Müsli oder mit viel Flüssigkeit einnehmen.

Flohsamen: 2- bis 3-mal täglich 1 TL morgens ins Müsli oder mit viel Flüssigkeit einnehmen.

Was tun bei Durchfall?

Unter einem chronischen Durchfall versteht man gehäufte, breiige bis dünnflüssige Stuhlentleerungen, die länger als zwei

Wochen anhalten und ein Stuhlgewicht von mehr als 200g pro Tag aufweisen. So sagen es die medizinischen Lehrbücher – auch wenn ich noch keinen Patienten getroffen habe, der seinen Stuhl gewogen hat, schon gar nicht, wenn dieser flüssig ist. Neben der Suche nach den Ursachen des Durchfalls – hier haben noch vor den oben beschriebenen diagnostischen Stuhluntersuchungen die Suche nach pathogenen Keimen (z.B. Salmonellen) und bei Verdacht auf eine Darmentzündung auch die Koloskopie durchaus ihre Berechtigung – gibt es auch einige symptomatische Hilfen.

Bestimmte Substanzen sind in der Lage, Flüssigkeit und Gase zu binden und so eine stopfende Wirkung auszuüben. Da auch Gallensäuren gebunden werden können (außer beim Loperamid), wäre dies beim Gallensäureverlustsyndrom sogar die eigentliche Therapie – sie ist jedenfalls nahe daran, selbst wenn die wahre Ursache des Gallensäureverlusts nicht bekannt sein sollte.

Wichtige Durchfallmittel

- Flohsamen, z.B. Mucofalk® Pulver 3 × 1–2 TL Flohsamen
- Luvos® Heilerde ultra 3 × 1–2 TL
- Medizinische Kohle 3 × 1–2 TL
- Colestyramin (z.B. Colesthexal®, Lipomerz® Kautabl.), max. 8 pro Tag (rezeptpflichtig!)
- Loperamid (z.B. Imodium®, Lopedium®), in der Regel 1–3, max. 8 pro Tag

Flohsamen wirken stuhlregulierend, d.h. bei Verstopfung wegen der Ballaststoffe beschleunigend, bei Durchfall wegen der Wasserbindungsfähigkeit bremsend.

Was tun bei Blähungen?

Im Darm werden täglich bis zu 15l Gase bei der Verdauung produziert. Der größte Teil dieser Darmgase wird über die Darmschleimhaut ins Blut aufgenommen und in der Leber verstoffwechselt oder über die Lunge abgeatmet. Etwa 1 Liter kann über den Auspuff entsorgt werden. Ein bisschen Wind produziert also jeder. Das ist normal und hat keinen Krankheitswert.

Lediglich, wenn sehr viel mehr Gas produziert wird als von der Darmschleimhaut aufgenommen werden kann, haben wir ein Problem. Dann drücken die Gase, was zu Bauchschmerzen durch diese Blähungen führen kann, oder der Abgang von Winden ist weit über das Normale hinaus erhöht und stört den Betroffenen bzw. dessen Umgebung.

Wenn man die Ursache der Blähungen (noch) nicht erkannt hat oder nicht ausreichende Erfolge erzielt, darf man die Blähungen auch einmal symptomatisch angehen, d. h. man lindert die Symptome, ohne die wahre Ursache zu berücksichtigen. Das ist in diesen Fällen auch legitim. Wenn irgend möglich, sollten wir aber eine ursächliche Behandlung bevorzugen. Leider ist die Therapie des sogenannten Reizdarms in den meisten Fällen nur symptomatisch, da die Ursache nicht bekannt ist – und auch nicht ausreichend danach gesucht wird.

»Der Arzt soll die Kraft und die Natur der Krankheit im Ursprung suchen und nicht in dem, was von der Krankheit selber kommt, denn den Rauch vom Feuer sollen wir nicht löschen, sondern allein das Feuer selbst.«

(Paracelsus)

Gut gekaut ist halb verdaut

Schon Naturheilärzte wie Bircher-Benner, Schnitzer oder Bruker betonten die große Bedeutung des richtigen Einspeichelns und Kauens der Nahrung. Jeder Bissen sollte mindestens 15-, besser 30-mal gut durchgekaut werden. Dazu sollte nichts oder nicht viel getrunken werden, um die Verdauungssäfte nicht unnötig zu verdünnen.

Konfliktbeladene Gespräche oder andere Ablenkungen wie Fernsehen gehören nicht zum Essen, da sie die Verdauung stören und Blähungen begünstigen können.

Mahlzeiten und Stuhlgang sollten – wenn irgend möglich – zu den gleichen Tageszeiten erfolgen, um die Verdauungsfunktionen an eine normale tageszeitliche Rhythmik zu gewöhnen. Beim Essen sollten Sie sich jeglicher Aufregung von außen entziehen.

Blähungsfördernde Lebensmittel meiden

Hülsenfrüchte wie Bohnen, Linsen, Erbsen (auch Erdnüsse und Sojabohnen gehören hierzu) führen bei fast allen Menschen zu mehr oder weniger starken Winden – der Empfindliche muss hier besonders vorsichtig sein. Genauso verhält es sich mit vielen Kohlsorten (z. B. Sauerkraut). Ballaststoffreiche Lebensmittel sollten Sie nicht mit Zuckerhaltigem, auch nicht mit Obst oder Fruchtsäften essen, da hierunter die Blähneigung zunehmen kann. Auch Fertiggerichte, Konservenkost oder stark kohlensäurehaltige Mineralwässer sollten Sie eher meiden.

Gegen Blähungen sind Kräuter gewachsen

Kümmel und Anis haben eine gute blähungstreibende Wirkung (daher enthält Sauerkraut ja oftmals Kümmel). Auch als Tee (1 TL zerstoßene Fenchel- oder Anissamen auf 1 Tasse) sind Heilpflanzen hilfreich, eine gute Teemischung stellt der Weleda Milchbildungstee dar – lassen Sie sich nicht vom Namen irritieren. In der äußerlichen Anwendung hat sich 10-prozentiges Kümmelöl bewährt, welches Sie in kreisenden Bewegungen im Uhrzeigersinn auf den Bauch auftragen können.

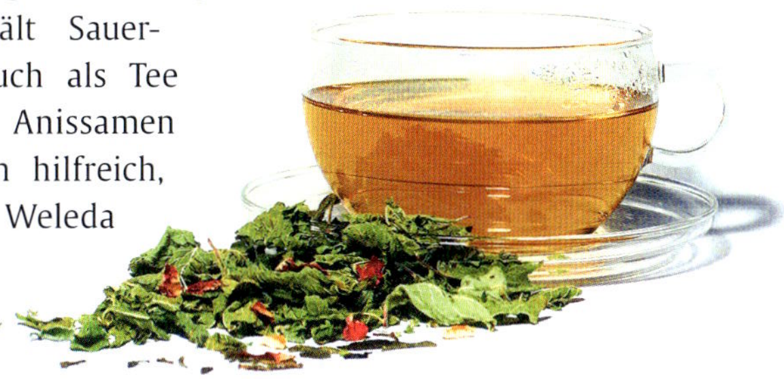

Empfehlenswerte Fertigpräparate sind

- Carminativum-Hetterich® Tropfen (enthält Kamille, Pfefferminze, Fenchel, Kümmel, Pomeranze),
- Aspasmon® N Tr. (Pfefferminze, Anis, Kümmel) oder
- Kneipp Flatuol® Tabl. (Fenchel, Kümmel, Pfefferminze, Enzian).

Info

Die heiße Rolle

Gerade wenn die Blähungen mit krampfartigen Darmbewegungen einhergehen, wirken feuchtwarme Leibwickel, warme Sitzbäder oder die heiße Rolle hervorragend krampflösend. Bei der heißen Rolle werden fünf Handtücher nacheinander so eingerollt, dass ein Trichter entsteht. In diesen Trichter schütten Sie 1 Liter heißes Wasser. Anschließend wird die Rolle langsam aufgerollt und jeweils mit der feucht-heißen Fläche die zu behandelnde Haut vorsichtig abgetupft. Achtung: Verbrühungsgefahr bei zu ungestümem Vorgehen oder bei Sensibilitätsstörungen der Haut! Die gesamte heiße Rolle ist nach 15 bis 30 Minuten aufgebraucht. Sie erwärmt die behandelnde Region und entspannt die Muskulatur. Sie können damit Muskelverspannungen genauso gut wie einen beginnenden Asthma-Anfall (Entspannung der Bronchialmuskulatur) oder eben Darm-Koliken (Entspannung der glatten Darmmuskulatur) behandeln.

Ayurveda: 5000 Jahre alte Heilerfahrung

Die Ayurvedamedizin sieht als Ursache von Blähungen eine Vata-Störung. Frieren Sie leicht? Haben Sie trockene Haut? Nehmen Sie eher ab als zu? Dann könnte Sie an einer Vata-Störung leiden, bei der die Blähungen einfach ein weiteres Symptom einer konstitutionellen Grundstörung darstellen. Alle vataausgleichenden Maßnahmen sind dann hilfreich.

Ausgleichende ayurvedische Maßnahmen

- Regelmäßiger Tagesrhythmus: Aufstehen, Zubettgehen, Mahlzeiten, sportliche Aktivitäten sollten hier besonders zu den gleichen Zeiten stattfinden. Jede Unruhe, jede Störung der normalen Abläufe (z.B. Schichtarbeit, Fernreisen über mehrere Zeitzonen) bringen den Rhythmus durcheinander, stören das Vata und können so indirekt Blähungen verstärken.

- Viel Fett und Öl, wenn es gut vertragen wird, in den Speisen. Aber auch äußerliche, morgendliche Einreibungen mit warmem Öl (am besten Sesamöl) und anschließendes Warmduschen wirken regulierend auf das erhöhte Vata.

Und als wichtigster Tipp: Wenn Sie eine Vata-Erhöhung haben, dann sollten Sie Rohkost weitgehend meiden. Auch wenn Ernährungspäpste den Wert von Rohkost in den Himmel heben (und ein großer Anteil von Rohkost für die meisten Menschen tatsächlich empfehlenswert ist), so müssen wir doch individuelle Unterschiede akzeptieren: »Was der Schmied verträgt, zerreißt den Schneider!«

Richten Sie sich also nicht nach dogmatischen Ernährungsempfehlungen, sondern nach Ihrem persönlichen Befinden. Das heißt ja nicht, dass Sie Ihre ganze Nahrung zerkochen müssen. Dünsten Sie das Gemüse oder braten Sie es kurz im Wok an, dann hat es noch Biss, auch noch fast alle Nährstoffe – aber Sie werden es viel besser vertragen.

Heiltees

4-Winde-Tee

Kümmelfrüchte	
Fenchelfrüchte	
Pfefferminzblätter	
Kamillenblüten	jeweils 25 g

- Ein Teelöffel der Mischung mit einer Tasse heißen Wassers überbrühen, 5 Minuten ziehen lassen, mehrmals täglich eine Tasse nach den Mahlzeiten schluckweise warm trinken.

Blähungstee (AFK-Tee)

Anisfrüchte	
Fenchelfrüchte	
Kümmelfrüchte	jeweils 25 g

- Ein Teelöffel der Mischung mit einer Tasse heißen Wassers überbrühen, 5 Minuten ziehen lassen, mehrmals täglich eine Tasse nach den Mahlzeiten schluckweise warm trinken.

Gallentee (Anregung der Gallentätigkeit)

Javanische Gelbwurz	20 g
Löwenzahnwurzel und -kraut	40 g
Pfefferminzblätter	40 g
Schafgarbenkraut	20 g

- Ein Teelöffel der Mischung mit einer Tasse heißen Wassers überbrühen, 5 Minuten ziehen lassen, mehrmals täglich eine Tasse ½ Stunde vor (!) den Mahlzeiten schluckweise warm trinken

Magentee 1

Tausendgüldenkraut	30 g
Schafgarbenblüten	40 g
Pfefferminzblätter	30 g

- Ein Teelöffel der Mischung mit einer Tasse heißen Wassers überbrühen, 5 Minuten ziehen lassen, mehrmals täglich eine Tasse ½ Stunde vor (!) den Mahlzeiten schluckweise warm trinken.

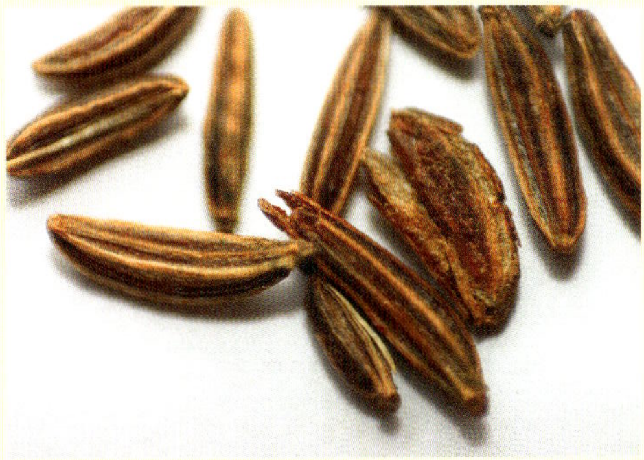

▲ Kümmel wirkt gut bei Blähungen.

Anregung der Verdauung, Appetitlosigkeit, Achtung: bitter.

Magentee 2

Angelikawurzel	40 g
Enzianwurzel	30 g
Wermutkraut	30 g

- Ein Teelöffel der Mischung mit einer Tasse heißen Wassers überbrühen, 5 Minuten ziehen lassen, mehrmals täglich eine Tasse ½ Stunde vor (!) den Mahlzeiten schluckweise warm trinken

Anregung der Verdauung, Appetitlosigkeit, Achtung: sehr bitter.

Beruhigungstee (Unruhe bei Reizdarm)

Lavendelblüten	30 g
Passionsblumenkraut	30 g
Melissenblätter	30 g
Johanniskraut	10 g

Ein Teelöffel der Mischung mit einer Tasse heißen Wassers überbrühen, 5 Minuten ziehen lassen, mehrmals täglich eine Tasse schluckweise warm trinken.

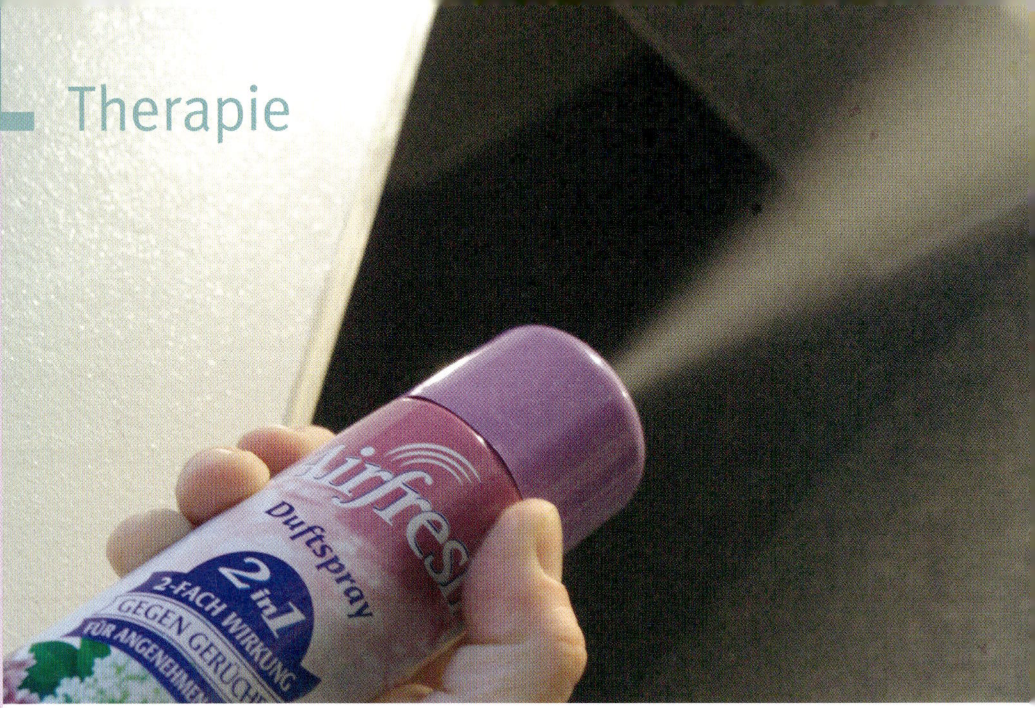

Hilfe beim richtigen Reizdarm

Nach meiner Erfahrung kommen die Beschwerden bei 80 bis 90 Prozent meiner Patienten, die mit der Verdachtsdiagnose Reizdarm die Innere Abteilung der Habichtswaldklinik oder meine Praxis aufsuchen, eben nicht vom Reizdarm, sondern haben eine andere diagnostizier- und vor allem therapierbare Ursache. Darum behaupte ich, dass der Reizdarm die häufigste Fehldiagnose in der modernen Medizin darstellt.

Sie sehen: Man kann also auch Läuse und Flöhe haben. Dies trifft übrigens auch für die organischen Ursachen zu.

Es kommt aber in der Tat vor, dass der Reizdarm letztlich als Diagnose übrig bleibt. Und etwas häufiger erlebe ich auch, dass zwar eine organische Ursache (z. B. eine leichte Milchzuckerunverträglichkeit oder eine moderate Bauchspeicheldrüsenschwäche) vorliegt, diese aber durch einen Reizdarm verstärkt werden.

Ich erlebe gar nicht so selten, dass bei einem Patienten beispielsweise eine Laktoseintoleranz entdeckt wird und Arzt und Patient sich danach zufrieden zurücklehnen, weil ja die Ursache der Beschwerden gefunden wurde. Unter Verzicht auf Milchprodukte lassen die Beschwerden aber nur geringfügig nach. Der Patient ist todunglücklich, der Arzt weiß auch nicht mehr weiter. Dann heißt es: weitersuchen!

Konventionelle Medizin

Symptomatisch werden bei Verstopfung darmirritierende **Abführmittel** (von denen ich gar nichts halte, Seite 110), die **Durchfallmittel** Loperamid oder Colestyramin sowie bei krampfhaften Bauchschmerzen **Entschäumungsmittel** oder **krampflösende Präparate** (z. B. Buscopan®) angeboten. Wie gesagt, eine reine symptomatische Therapie, die auch mal eingesetzt werden darf – wenn sie denn hilft. Oft erlebe ich Patienten, die solche Mittel brav schlucken, weil der Arzt sie ja verschrieben hat, die aber noch nicht einmal auch nur ein klein wenig helfen. Dann bitte weg damit!

Therapie mit Psychopharmaka

Die Therapie mit Psychopharmaka ist da schon etwas ursächlicher. Die Ursache des richtigen Reizdarms ist ja im weitesten Sinne eine Störung des vegetativen Nervensystems bzw. eine psychosomatische Erkrankung. Hier können Psychopharmaka schon erfolgreich ansetzen. Eingesetzt werden dabei meist Amitriptylin (z. B. Saroten®) oder moderne **SSRI** (selektive Serotoninwiederaufnahmehemmer, z. B. Zoloft®). Um es gleich klarzustellen. Ich bin kein ausgewiesener Freund dieser Präparate und halte diese – vor allem wegen der zahlreichen Nebenwirkungen – bestenfalls für das Mittel der zweiten oder dritten Wahl. Ich würde vor deren Einsatz erst viele andere Therapien probieren. Als Option würde ich mir diese Möglichkeit aber auch nicht nehmen wollen.

Viele Patienten mit Reizdarm haben einen starken Leidensdruck, nehmen aufgrund ihrer Beschwerden kaum noch am gesellschaftlichen Leben teil, lehnen aber eine Behandlung mit Psychopharmaka wegen der befürchteten Nebenwirkungen oder des damit verbundenen Makels, als psychisch krank zu gelten, grundsätzlich ab. Trotz all meiner Vorbehalte einer solchen Therapie gegenüber, sehe ich dies etwas anders. Einem mehrwöchigen Behandlungsversuch mit Psychopharmaka stehe ich prinzipiell positiv gegenüber. Wenn die Symptome eher auf einen Reizdarm als auf eine organische Ursache schließen lassen (Seite 14), alle diagnostischen Maßnahmen keine andere Ursache erkennen ließen oder alle bisherigen therapeutischen Bemühungen fruchtlos blieben, darf auch eine medikamentöse Behandlung erwogen werden.

Das Ganze hat noch einen weiteren Vorteil. Wenn die Beschwerden unter Psychopharmaka massiv nachlassen – ein Wirkungseintritt ist nach spätestens zwei bis vier Wochen zu verspüren –, dann spricht dies tatsächlich für einen Reizdarm. Diese medikamentöse Therapie kann im Fall des Ansprechens also sogar diagnostisch wertvoll sein, da eine organische Ursache wie eine Laktoseintoleranz oder Nahrungsmittelallergie selbstverständlich davon unbeeinflusst bleibt. Die Konsequenz wäre dann, mit dieser Therapie fortzufahren – wenn die Nebenwirkungen (die eintreten können, aber nicht müssen) im Vergleich zum Nutzen vertretbar erscheinen – oder aber zu schauen, ob mit den anderen in diesem Kapitel beschriebenen Empfehlungen mindestens genauso gute Effekte zu erzielen sind.

Johanniskraut als Alternative

Ein Johanniskrautpräparat könnte eine Alternative darstellen. **Johanniskraut** hat in Studien bei Depressionen eine Wirksamkeit gezeigt, die derjenigen von Antidepressiva oder SSRI in nichts nachsteht. Es gibt jedoch einige Unterschiede. Die Nebenwirkungen von Johanniskraut sind viel geringer (bedeutsam ist eigentlich nur eine selten auftretende Lichtempfindlichkeit der Haut – meist bei ohnehin hellhäutigen und lichtempfindlichen Menschen). Der Wirkungseintritt dauert auch länger, manchmal werden erst nach zwei Wochen die ersten Wirkungen verspürt. Wenn Sie nach acht Wochen aber noch gar nichts merken, sollte die Therapie überprüft werden.

Bei Johanniskrautpräparaten sollten Sie ein gut dosiertes Präparat wählen (mind. 600, besser 900 mg Extrakt), z. B.

- Jarsin® 300 3 × 1, 450 2 × 1 oder
- 750 2 × 1, später evtl. 1 × 1, Neuroplant® 1 × 1,
- Johanniskraut-ratiopharm 2 × 1.

Sogenannte Serotoninagonisten sind noch nicht lange zugelassen (www.ganzheits-medizin.de/serotonin). Sie greifen in den gestörten Serotoninstoffwechsel beim Reizdarm ein (z. B. Tegaserod, Zelmac®). Das Wirkprinzip ist einleuchtend. Ich muss allerdings zugeben, dass ich damit noch keine Erfahrungen gesammelt habe.

Einerseits verlangen die Hersteller einen unverschämt hohen Preis. Andererseits setze ich fast nie neue Medikamente ein, die weniger als fünf Jahre auf dem Markt sind.

Warum ich so zurückhaltend bin? Nun, neue Medikamente haben zwar umfangreiche Tests hinter sich – zunächst in der Grundlagenforschung, später auch in klinischen Versuchen. Die Fallzahlen und die Studiendauer sind dabei aber viel zu kurz, um seltene oder langfristige Nebenwirkungen zu erforschen. Diese werden in der Regel erst einige Jahre nach der Marktzulassung bemerkt. Ich habe in den letzten Jahrzehnten einfach zu oft erlebt, dass neue, euphorisch und mit großem Werbeaufwand auf den Markt gepeitschte Medikamente genau deswegen wieder die Zulassung entzogen bekamen. Das wurde dann aber meist nicht an die große Glocke gehängt. Das kann, muss aber nicht auf die neuen Serotoninagonisten zutreffen. Nach jetzigem Erkenntnisstand würde ich diese Therapie in Erwägung ziehen, wenn die Gabe von Antidepressiva/SSRI nicht den gewünschten Erfolg zeigt oder zu starke Nebenwirkungen nach sich zieht und alle anderen hier beschriebenen Maßnahmen erfolglos bleiben.

Übrigens: In den USA hat die Pharmafirma die Zulassung von Zelmac® wegen Herz-Kreislauf-Nebenwirkungen Anfang 2007 zurückgezogen.

Magnesium lindert Beschwerden

Da ein Ungleichgewicht des vegetativen Nervensystems meistens mitbeteiligt ist und unser wichtigster Mineralstoff hierfür das **Magnesium** darstellt, welches auch noch sehr gut krampflösend wirkt, kann ein Therapieversuch mit Magnesium angebracht sein. Das Magnesium hat eine wichtige Nebenwirkung, die sich leider gerade beim Reizdarm als nachteilig erweisen kann. Es beschleunigt die Verdauung. Wer also ohnehin zu dünnen Stühlen neigt oder gar von Durchfällen geplagt ist, kann höchstens 100 bis 200 mg, andernfalls durchaus 300 bis 600 mg einnehmen. Magnesiumpräparate sind z. B.

- Cefamag® 300 Tabl.,
- Magnesium Verla® Beutel (122 mg),
- Magnesium Verla® 300 Beutel,
- Magnesium Diasporal® Beutel (300 mg)

Medikamentöse Therapie des Reizdarms

- **Antidepressiva, z. B. Amitriptylin, oder SSRI:** schulmedizinisches Mittel der Wahl, verschreibungspflichtig, relativ nebenwirkungsreich (www.1-medikamente.de/antidepressiva)
- **Serotoninagonisten:** schulmedizinisches Reservemittel, verschreibungspflichtig, sehr teuer
- **Entschäumer, Spasmolytika, Abführmittel:** schulmedizinische symptomatische Mittel
- **Magnesium:** wichtigstes naturheilkundliches Mittel bei Krämpfen und Verstopfung, Achtung: dünne Stühle möglich
- **Johanniskraut:** wichtigstes naturheilkundliches Antidepressivum
- **Pfefferminze:** wichtigste Heilpflanze bei Reizdarm

- **Homöopathie:** das passende Mittel oder ein Komplexmittel wählen
- **5-HTP:** wichtigstes naturheilkundliches Mittel bei Verdacht auf Serotoninmangel
- Ggf. **Neuraltherapie** der Schilddrüse mit Procain

Info

Pfefferminze wirkt krampflösend

Die Pfefferminze wirkt sehr gut krampflösend, sie regt den Gallefluss an, fördert die Sekretion von Magensaft, erhöht die Beweglichkeit der Darmmuskeln und lindert Blähungen. Bei pflanzlichen Heilmitteln ist es sehr wichtig, ausreichend hoch zu dosieren, um die gewünschten Wirkungen zu erzielen. Gewiss, eine Tasse Pfefferminztee ist besser als nichts, einen entscheidenden Erfolg würden Sie bei einem Reizdarm damit aber nicht erreichen. Seit einiger Zeit gibt es ein pflanzliches Präparat auf dem Markt, welches sich die günstigen Wirkungen der Pfefferminze beim Reizdarm zunutze macht.

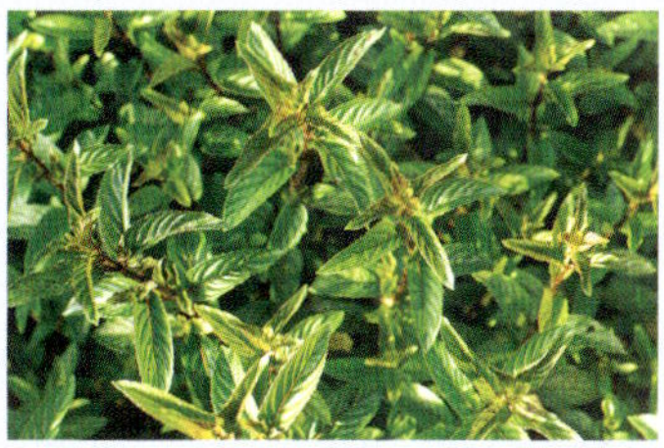

Pfefferminze – ein echtes Heilmittel.

Es ist ausreichend dosiert (die Tagesdosis entspricht etwa 20 Tassen Pfefferminztee) und weist eine pharmazeutische Zubereitung auf, die dafür sorgt, dass die Wirkstoffe erst ab dem unteren Dünndarm freigesetzt werden – also dort, wo sie beim Reizdarm auch benötigt werden. Dieses Präparat heißt **Medacalm®**. Es ist rezeptfrei in der Apotheke erhältlich und sollte 3 × tgl. eingenommen werden (1 bis 2 Kapseln). In Studien ergab sich eine deutliche Linderung der Bauchbeschwerden im Vergleich zu einem Scheinmittel. Jeder Patient mit einem echten Reizdarm sollte daher einmal einen Therapieversuch mit Pfefferminze über mehrere Wochen unternommen haben.

Naturheilkundliche Mittel, Neuraltherapie und 5-HTP

Auch die Homöopathie hält einige Mittel für Blähungen bereit. Bei der Homöopathie muss allerdings das Arzneimittelbild sehr gut mit dem Symptomenbild übereinstimmen, sonst wirkt es nicht.

- **Carbo vegetabilis D_4 oder D_6**, 3 × tägl. 1 Tabl. oder 10 Tr., bei akuten Beschwerden auch öfter. Hier sind reichlich Blähungen mit Bauchschmerzen anzutreffen. Die Beschwerden werden durch Milch oder fette Speisen verstärkt. Aufstoßen oder Abgang von Winden bessert. Verlangen nach frischer Luft trotz Frieren und ein großes Schwächegefühl sind weitere wegweisende Symptome.
- **Lycopodium D_4 oder D_6**, 3 × tägl.1 Tabl. oder 10 Tr., bei akuten Beschwerden auch öfter: Hier ist der Leib oft stark aufgetrieben, enge Kleidung wird kaum ertragen. Aufstoßen oder Blähungsabgang bessern nur vorübergehend. Es besteht eine starke Berührungsempfindlichkeit. Zusammenkrümmen bessert. Auffällig ist eine Verstärkung der Beschwerden zwischen 16 und 20 Uhr.
- **Sulfur D_6 3 × tägl., D_{12}**, 1 × tgl. 1 Tabl. oder 10 Tr., bei akuten Beschwerden auch öfter: Den Schwefel sollten Sie einnehmen, wenn die Blähungen mit schneidenden Bauchschmerzen einhergehen und ein reichlicher Blähungsabgang mit dem Geruch nach faulen Eiern erfolgt. Vormittags fühlen Sulfurpatienten sich häufig flau im Magen. Nachts sind die Beschwerden oft verstärkt, besonders die Bettwärme wird nicht gut vertragen. Sulfurpatienten müssen häufig sogar die Füße aus dem Bett strecken.

Nicht immer findet man bei einem eher unspezifischen Symptom wie Blähungen eindeutige und wegweisende Begleitsymptome, die sicher auf ein bestimmtes Einzelmittel hinweisen. Dann kommen auch **Kombinationsmittel** in Frage, die bewährte Einzelmittel in einer synergistischen Mischung enthalten. Ein zuverlässiges Mittel ist Nux-vomica-Homaccord® Tr., welches die wichtigen Magen-Darm-Homöopathika Nux vomica, Bryonia, Lycopodium und Colocynthis jeweils in verschiedenen Potenzstufen vereint. Führen die Blähungen zu krampfartigen Bauchbeschwerden, sind Spascupreel® Tabl. oder Zäpfchen hilfreich. Weitere bewährte Kombinationsmittel sind Löwe-Komplex® Nr. 6 Tr. oder SPECI-CHOL® spag. Tr.

Serotoninmangel sanft behandeln

Die Bedeutung des Serotonins als wichtigen Nervenbotenstoff bei Reizdarm (denken Sie an das Bauchhirn, Seite 16) habe ich bereits angedeutet. Chemische Medikamente wie die klassischen Antidepressiva, die modernen SSRI und die neuen Serotoninagonisten setzen genau hier an – die konventionelle Medizin hat also die Bedeutung des Serotonins für die meisten psychischen, psychosomatischen und funktionellen Erkrankungen durchaus erkannt – zieht meines Erachtens daraus aber die falschen Schlüsse.

Warum muss ich Serotoninwirkungen mit chemischer Gewalt erzwingen, wenn die Bereitstellung von Substanzen, aus denen der Körper selbst so viel Serotonin aufbauen kann, wie er will, die sanftere, nebenwirkungsärmere und auch noch preisgünstigere Alternative ist?

Die Hauptsymptome des Serotoninmangels sind Depression, Durchschlafstörungen und Heißhunger, besonders auf Kohlenhydrate wie etwa Süßigkeiten. Sollten Sie sich hier wiederfinden, dann sollte eine Therapie mit der **Serotoninvorstufe 5-HTP** erwogen werden (Serotonin selbst kann nicht eingenommen werden). Aus Platzgründen verweise ich auf weitere Informationen auf meiner Internetseite hierzu www.ganzheits-medizin.de/serotonin.

5-HTP: Kein Arzneimittelhersteller beantragt die Zulassung

Die Serotoninvorstufe 5-HTP ist in Deutschland leider nicht als Medikament oder Nahrungsergänzungsmittel zugelassen und muss daher aus dem Ausland, z. B. den USA besorgt werden, wo es für jedermann in jedem Supermarkt frei erhältlich ist. Manche Menschen bestellen es sich aus dem Internet oder bringen es aus Auslandsreisen mit. Juristisch gesehen handelt es sich dabei um einen unerlaubten Arzneimittelimport, der strafbar ist. Außerdem ist bei Bestellungen aus dem Internet kaum gewährleistet, ob man tatsächlich ein Präparat mit den gewünschten Inhaltsstoffen oder Kapseln erhält oder aber Präparate, die im besten Fall wirkstofffreie pharmazeutische Füllsubstanzen, im schlechtesten Fall aber sogar ganz andere Wirkstoffe mit entsprechenden Nebenwirkungen enthalten.

In Deutschland arbeiten einige Ärzte – meist aus dem Bereich der orthomolekularen Therapie, also der Behandlung mit den »richtigen Substanzen« als Nahrungsergänzung – mit 5-HTP. Diese können nach entsprechender Indikationsstellung, ggf. ergänzt um bestimmte Laboruntersuchungen, 5-HTP völlig legal über internationale Apotheken auf Rezept verordnen. Die Krankenkassen bezahlen dies zwar nicht, dafür ist es **aber immerhin legal**.

5-HTP eignet sich für die Behandlung zahlreicher Erkrankungen mit einem Serotoninmangel wie beispielsweise Fibromyalgie, Migräne oder Depressionen. In Deutschland ist es nicht zugelassen, weil kein Hersteller dieses finanzielle Risiko eingehen möchte. Hat er die Zulassung für seinen Wirkstoff durchbekommen, können Nachahmer dies mit einem sehr viel geringeren Aufwand ebenfalls tun und das Präparat dann auch günstiger anbieten. Natürliche Substanzen können nicht unter Patentschutz gestellt werden.

Die neuraltherapeutische Behandlung der Schilddrüse

Wird die Schilddrüse nur einmal oder alle paar Monate derartig behandelt, kann dies auch sehr wirksam sein. Die Schilddrüse ist nicht nur das Organ, das die Schilddrüsenhormone produziert. Im naturheilkundlichen Sinn übernimmt sie auch wichtige übergeordnete Steuerfunktionen für den gesamten Stoffwechsel und das vegetative Nervensystem. Ungleichgewichte des Vegetativums sind mit einer kleinen Spritze Procain in die Schilddrüse oft sehr gut zu beseitigen. Dies hört sich viel gefährlicher an als es ist, sollte aber dennoch nur von einem Neuraltherapeuten durchgeführt werden, der sich mit dieser Behandlung wirklich gut auskennt.

An die Schilddrüse als Mitursache der Beschwerden sollte gedacht werden, wenn Sie neben den Reizdarmsymptomen auch noch über Angst, Unruhe, Nervosität, Herzrhythmusstörungen und/oder Kloßgefühl/Enge im Hals klagen.

Der Einfluss der Psyche

Wenn Konflikte und psychische Störungen im Vordergrund stehen, sind psychotherapeutische Maßnahmen mitunter unerlässlich. Dies kann eine ambulante oder eine stationäre Psychotherapie sein, manchmal kommt man mit einem analytisch orientierten Ansatz weiter, oft aber auch mit einer Verhaltenstherapie. Wichtig ist – wie bei allen Therapien –, dass nicht ideologisch verbohrt und dogmatisch vorgegangen wird, sondern dass individuell die besten Maßnahmen zum Wohle des Patienten ergriffen werden. »Wer heilt, hat recht«, heißt es so schön. Wenn nach jahrelanger Psychotherapie keinerlei Besserung der Beschwerden eintritt – ich habe solche Fälle erlebt –, dann muss auch mal ein anderer Weg beschritten werden.

Die Bedeutung der Psyche beim richtigen Reizdarm ist immens, und mit einer guten Psychotherapie lassen sich beachtliche Linderungen der Beschwerden erzielen.

»Denn es ist der größte Fehler bei der Behandlung der Krankheiten, dass Leib und Seele allzusehr voneinander getrennt werden, wobei sie doch nicht getrennt werden können; aber das gerade übersehen die Ärzte, und darum entgehen ihnen so viele Krank-

heiten; sie sehen nämlich niemals das Ganze. Dem Ganzen sollten sie ihre Sorge zuwenden, denn dort, wo das Ganze sich übel befindet, kann unmöglich ein Teil gesund sein.«

(Platon 427–347 v. Chr.)

Und zuletzt ist natürlich alles gut und richtig, was Ihr Nervenkostüm stabilisieren hilft:

- **Sport** – insbesondere Ausdauerbelastungen wie Spazierengehen, Walking, Rad fahren
- entspannende **Kräutertees**, z. B. mit Melisse
- warme **Vollbäder**
- gute **Gespräche** mit lieben Freunden
- **Entspannungsübungen**, z. B. Yoga, Autogenes Training, Muskelentspannungstraining nach Jacobson

Mit diesen Maßnahmen allein werden Sie den Reizdarm nicht wegtherapieren, er kann aber gelindert und damit erträglicher werden. In schweren Fällen – besonders wenn schwere Stresssituationen oder ungelöste Konflikte vorliegen – können auch einmal psychotherapeutische Maßnahmen indiziert sein, die eine ambulante oder stationäre Psychotherapie erforderlich machen können.

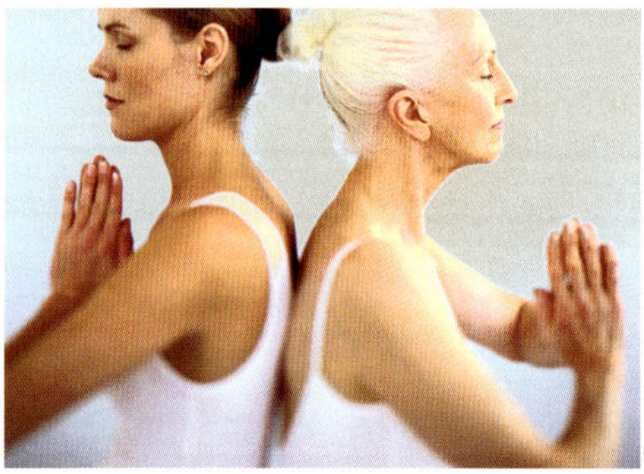

▲ Entspannung tut gut

Wie vor jeder anderen Maßnahme – sei es die Neuraltherapie der Schilddrüse oder ein Therapieversuch mit Psychopharmaka – gilt auch hier: keine Angst vor der Therapie! Seien Sie offen. Verschließen Sie sich nicht von vornherein vor Therapiemöglichkeiten, weil Sie Nebenwirkungen fürchten oder sie nicht in Ihr Weltbild passen. Wenn die dreizehnte Therapie nichts gebracht hat, dann kann der vierzehnte Therapieversuch derjenige sein, der den Durchbruch bringt. Nur wer aufgibt, hat schon verloren. Viel Erfolg und gutes Gelingen!

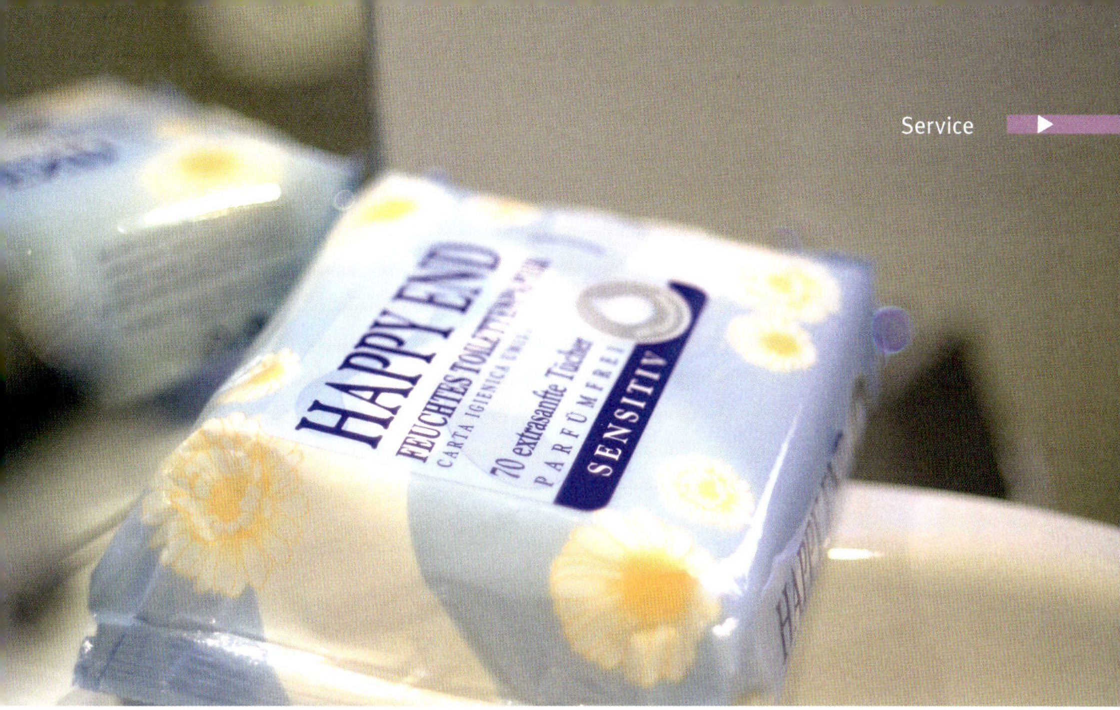

Service

Labore

Labor L+S
Mangelsfeld 4
97708 Bad Bocklet-Großenbrach
Tel. (0 97 08) 9 10 00
E-Mail: info@enterosan.de
Internet: www.enterosan.de

Ganzimmun
Hans-Böckler-Str. 109
55128 Mainz
Tel. (0 61 31) 7 20 50
E-Mail: info@ganzimmun.de
Internet: www.ganzimmun.de

Institut für Mikroökologie
Auf den Lüppen 8
35745 Herborn
Tel. (0 27 72) 98 10
E-Mail: info@mikrooek.de
Internet: www.mikrooek.de

Labor Dres. Hauss
Postfach 1205
24332 Eckernförde
Tel. (0 43 51) 71 26 81
E-Mail: laborinfo@t-online.de
Internet: www.hauss.de

Medizinisches Labor Bremen
Haferwende 12
28357 Bremen
Tel. (0421) 2072167
E-Mail: info@mlhb.de
Internet: www.mlhb.de

Biovis Institut für naturheilkundliche
Diagnostik und Präventivmedizin
Justus-Staudt-Str. 2
65555 Limburg
Tel. (06431) 212480
E-Mail: info@biovis.de
Internet: www.biovis.de

Diät-Lebensmittel-Hersteller

Hammermühle Diät GmbH
Hauptstraße 181
67489 Kirrweiler
Tel. (06321) 95890
Internet: www.hammermuehle.de

3 PAULY Reform + Diät GmbH
Haus Rabenhorst
Scheurener Str. 4
53572 Unkel
Tel. (02224) 180535
E-Mail: glutenfrei@rabenhorst.de

VERIS Nahrungsmittel GmbH
Ringstr. 1
55425 Waldalgesheim
Tel. (06721) 942023
Fax: (06721) 942020
Internet: www.veris.de

Schwarzwälder Zöliakie-Backstube
GmbH
Schenkenzellerstraße 17
77761 Schiltach
Tel. (0781) 5047550
Fax: (0781) 5047509
E-Mail: info@nograno.de
Internet: www.nograno.de

Schnitzer GmbH & Co.KG
Marlener Str. 9
77656 Offenburg
Internet: www.schnitzer-bio.de

Literatur

Gero Beckmann, Andreas Rüffer
Mikroökologie des Darms. Grundlagen, Diagnostik und Therapie
Schlütersche Verlag, 2000
(für Ärzte, Heilpraktiker und sehr interessierte und gut informierte Laien)

Michael Martin
Labormedizin in der Naturheilkunde
Urban & Fischer, 2006
(für Ärzte, Heilpraktiker und sehr interessierte und gut informierte Laien)

Wolfgang Kruis, Anne Iburg
Reizdarm – Endlich Ruhe im Bauch durch richtige Ernährung
Trias Verlag Sachbuch, 2004

Wolfgang Kruis, Anne Iburg
Köstlich essen bei Reizdarm
Trias Verlag Sachbuch, 2008

Karin Hofele
Richtig einkaufen bei Magen-Darm-Beschwerden
Trias Verlag Sachbuch, 2003

Stichwortverzeichnis

Literatur

Gero Beckmann, Andreas Rüffer
Mikroökologie des Darms. Grundlagen, Diagnostik und Therapie
Schlütersche Verlag, 2000
(für Ärzte, Heilpraktiker und sehr interessierte und gut informierte Laien)

Michael Martin
Labormedizin in der Naturheilkunde
Urban & Fischer, 2006
(für Ärzte, Heilpraktiker und sehr interessierte und gut informierte Laien)

Wolfgang Kruis, Anne Iburg
Reizdarm – Endlich Ruhe im Bauch durch richtige Ernährung
Trias Verlag Sachbuch, 2004

Wolfgang Kruis, Anne Iburg
Köstlich essen bei Reizdarm
Trias Verlag Sachbuch, 2008

Karin Hofele
Richtig einkaufen bei Magen-Darm-Beschwerden
Trias Verlag Sachbuch, 2003

Stichwortverzeichnis

Literatur

Gero Beckmann, Andreas Rüffer
Mikroökologie des Darms. Grundlagen, Diagnostik und Therapie
Schlütersche Verlag, 2000
(für Ärzte, Heilpraktiker und sehr interessierte und gut informierte Laien)

Michael Martin
Labormedizin in der Naturheilkunde
Urban & Fischer, 2006
(für Ärzte, Heilpraktiker und sehr interessierte und gut informierte Laien)

Wolfgang Kruis, Anne Iburg
Reizdarm – Endlich Ruhe im Bauch durch richtige Ernährung
Trias Verlag Sachbuch, 2004

Wolfgang Kruis, Anne Iburg
Köstlich essen bei Reizdarm
Trias Verlag Sachbuch, 2008

Karin Hofele
Richtig einkaufen bei Magen-Darm-Beschwerden
Trias Verlag Sachbuch, 2003

Stichwortverzeichnis

Liebe Leserin, lieber Leser,
hat Ihnen dieses Buch weitergeholfen? Für Anregungen, Kritik, aber auch für Lob sind wir offen. So können wir in Zukunft noch besser auf Ihre Wünsche eingehen. Schreiben Sie uns, denn Ihre Meinung zählt!

Ihr TRIAS Verlag

E-Mail Leserservice:
kundenservice@trias-verlag.de

Adresse:
Lektorat Trias Verlag, Postfach 30 05 04,
70445 Stuttgart, Fax: 0711-8931-748

Bibliografische Information
der Deutschen Nationalbibliothek
Die Deutsche Nationalbibliothek verzeichnet diese Publikation in der Deutschen Nationalbibliografie; detaillierte bibliografische Daten sind im Internet über http://dnb.d-nb.de abrufbar.

Programmplanung: Simone Claß
Redaktion: Anja Fleischhauer
Bildredaktion: Christoph Frick

Umschlaggestaltung und Layout:
CYCLUS Visuelle Kommunikation, Stuttgart

Bildnachweis:
Umschlagfoto: corbis
Fotos im Innenteil: Fancy/Jupiter Images: S. 13, 35, 61, 88, 111; corbis: S. 3; Klosterfrau: S. 125; Photo Alto: S. 68; Photo Disc: S. 15, 130; Pixelquelle: S. 90, 115; Pixland: S. 19, 73, 109; Stock.Xchng: S. 20, 25, 26, 27, 57, 82, 85, 93, 103; Bernhard Widmann, Stuttgart: S. 4, 5, 8/9, 10, 40/41, 42, 45, 53, 58, 78/79, 80, 120, 131; Markus Zeller/Pitopia, S. 119
Die abgebildeten Personen haben in keiner Weise etwas mit der Krankheit zu tun.

2. aktualisierte Auflage

Printed in Germany

Satz: Fotosatz Buck, 84036 Kumhausen
Gesetzt in: InDesign CS3
Druck: AZ Druck und Datentechnik GmbH,
Kempten (Allgäu)

Gedruckt auf chlorfrei gebleichtem Papier

ISBN 978-3-8304-8313-7 1 2 3 4 5 6

Auch erhältlich als E-Book:
eISBN (PDF) 978-3-8304-8314-4
eISBN (ePub) 978-3-8304-8315-1

Wichtiger Hinweis:
Wie jede Wissenschaft ist die Medizin ständigen Entwicklungen unterworfen. Forschung und klinische Erfahrung erweitern unsere Erkenntnisse. Ganz besonders gilt das für die Behandlung und die medikamentöse Therapie. Bei allen in diesem Werk erwähnten Dosierungen oder Applikationen, bei Rezepten und Übungsanleitungen, bei Empfehlungen und Tipps dürfen Sie darauf vertrauen: Autoren, Herausgeber und Verlag haben große Sorgfalt darauf verwandt, dass diese Angaben dem Wissensstand bei Fertigstellung des Werkes entsprechen. Rezepte werden gekocht und ausprobiert. Übungen und Übungsreihen haben sich in der Praxis erfolgreich bewährt. Eine Garantie kann jedoch nicht übernommen werden. Eine Haftung des Autors, des Verlags oder seiner Beauftragten für Personen-, Sach- oder Vermögensschäden ist ausgeschlossen.

Geschützte Warennamen (Warenzeichen) werden nicht besonders kenntlich gemacht. Aus dem Fehlen eines solchen Hinweises kann also nicht geschlossen werden, dass es sich um einen freien Warennamen handelt.